reinhardt

Alexander F. Wormit • Thomas K. Hillecke •
Dorothee von Moreau • Carsten Diener

Musiktherapie in der geriatrischen Pflege

Ein Praxisleitfaden

Unter Mitarbeit von Biljana Coutinho, Linda Ibanez,
Michael Keßler und Sebastian Woytinnek.

Mit einem Vorwort von Lutz Neugebauer

Mit 16 Abbildungen und 8 Tabellen

Ernst Reinhardt Verlag München

Prof. Dr. *Alexander F. Wormit* lehrt klinische Musiktherapie und leitet den Bachelorstudiengang Musiktherapie an der SRH Hochschule Heidelberg.

Prof. Dr. *Thomas K. Hillecke* ist Prodekan an der Fakultät für Therapiewissenschaften, lehrt klinische Psychologie und leitet die Masterstudiengänge Musiktherapie und Tanz- und Bewegungstherapie an der SRH Hochschule Heidelberg.

Prof. Dr. *Dorothee von Moreau* ist Studiendekanin an der Fakultät für Therapiewissenschaften und leitet die Lehrambulanzen Musiktherapie sowie Tanz- und Bewegungstherapie der SRH Hochschule Heidelberg.

Prof. Dr. *Carsten Diener* ist Prorektor für Forschung und Praxistransfer an der SRH Hochschule Heidelberg und leitet den Bachelorstudiengang Psychologie an der Fakultät für angewandte Psychologie.

Bibliografische Information der Deutschen Nationalbibliothek
Die Deutsche Nationalbibliothek verzeichnet diese Publikation in der Deutschen Nationalbibliografie; detaillierte bibliografische Daten sind im Internet über <http://dnb.d-nb.de> abrufbar.

ISBN 978-3-497-02942-6 (Print)
ISBN 978-3-497-61315-1 (PDF-E-Book)
ISBN 978-3-497-61316-8 (EPUB)

Printed in EU
Covermotiv und Fotos im Innenteil: Christian Buck
Zeichnungen Innenteil: Vincent Bolz
Satz: Sabine Ufer, Leipzig

Ernst Reinhardt Verlag, Kemnatenstr. 46, D-80639 München
Net: www.reinhardt-verlag.de E-Mail: info@reinhardt-verlag.de

Inhalt

1 Vorwort

Von Lutz Neugebauer

Musik als Therapie hat sich in den vergangenen Jahrzehnten als originärer Zugang zu Menschen mit besonderen Bedürfnissen bewährt. Seine Stärken hat dieser Behandlungszugang dort, wo Worte an Grenzen stoßen. Beispielsweise bei Menschen mit intellektuellen oder sprachlichen Begrenzungen, die auf angeborene oder erworbene Behinderungen zurückzuführen sind oder die aufgrund degenerativer Prozesse, neurologischer Störungen oder altersbedingter Begrenzungen in Erscheinung treten. Auch dort, wo Menschen unaussprechliches Leid erfahren haben, Traumatisierungen durch Krieg, Flucht, Gewalt oder Missbrauch, bietet die Musiktherapie einleuchtende und einfache Zugänge.

Auf die Patientengruppe im vorliegenden Buch bezogen, begegnen uns Menschen, bei denen in ihrem letzten Lebensabschnitt verbale Zugänge an Grenzen stoßen. Sie verstehen mitunter nicht mehr, was der andere sagt, können sich selber nicht mehr artikulieren, möglicherweise teilen sie nicht mehr die gleiche Realität mit uns. Musik – so wissen wir aus der Erfahrung und können es durch Forschungsarbeiten belegen – kann diese Menschen erreichen; jenseits des Wortes und des rationalen Verstehens.

Das weitet unseren Blick noch einmal. Es macht darauf aufmerksam, dass wir in der Beschreibung der Betreuten auch eine Beschreibung unserer Grenzen vornehmen; und die Formulierung des Wunsches, diese Grenzen zu weiten und zu überwinden – zumindest für Momente. Musik ist hierzu in der Lage.

Richard von Weizsäcker (1994) sagt in einem Essay über Musik, dass sie sich nicht an Grenzen halte. Vielleicht eignet sie sich genau deshalb als Therapie. Vergessenes kann gegenwärtig werden, Ungesagtes hörbar, Unzugängliches erkennbar. Einsamkeit kann in gemeinsamen Aktivitäten überwunden werden.

Musik lebt aus zwei Elementen, dem Eindruck und dem Ausdruck. Anders als bei einer verbalen Interaktion, die immer reziprok, also abwechselnd, idealerweise aufeinander bezogen und nacheinander verläuft, bietet Musik die Möglichkeit zu einer synchronen und simultanen Kommunikation. Eindruck und Ausdruck verschmelzen, wenn sich die gemeinsam handelnden Personen in der Musik treffen. Sie will nichts mitteilen, nichts vermitteln außer sich selbst. Sie entfaltet sich immer zeitlich und bietet so Möglichkeiten, z.B. zeitlich nichtorientierten Menschen einen Referenzrahmen zu geben, der Orientierung wieder möglich macht.

Zur Musik**therapie** wird Musik aber erst, wenn sie einen Bezug zu einer Diagnose hat, neue Erkenntnisse ermöglicht oder Wege zur Linderung, Überwindung oder Vermeidung von Leiden aufzeigt. Um von einer sinnvollen Freizeitgestaltung oder kulturellen Teilhabe zur Musiktherapie zu werden bedarf es einer guten und sachbezogenen Ausbildung, kooperativer Strukturen in den Einrichtungen und der Anerkenntnis, dass Musiktherapie ein besonderer Zugang zu besonderen Menschen ist. Es bedarf auch der Anerkennung auf Seiten der Kostenträger und der betreuenden Einrichtungen, nicht zuletzt einer gesetzlichen Absicherung des Berufes.

Hierzu können die Ergebnisse des Projektes *Musiktherapie 360°* beitragen, welche die Grundlage dieses Buches sind. Viele Kolleginnen und Kollegen werden sich in ihrer täglichen Praxis im hier Beschriebenen wiederfinden.

Witten, Dezember 2019 — Prof. Dr. Lutz Neugebauer

2 Einführung in den Leitfaden

Thomas K. Hillecke & Alexander F. Wormit

Dieser Praxisleitfaden ist ein Ergebnis des Projekts *Musiktherapie 360° – Innovatives Konzept zur Etablierung modularisierter musiktherapeutischer Interventionen zur Steigerung der Lebensqualität von Patienten, Angehörigen und Pflegepersonal im Rahmen der Förderlinie Soziale Innovationen für Lebensqualität im Alter (SILQUA-FH) gefördert durch das Bundesministerium für Bildung und Forschung* (BMBF Programm SILQUA FH 2015).

Es braucht nicht eigens darauf verwiesen werden, dass Lebensqualität im Alter eine der vordringlichsten Herausforderungen in unseren alternden Gesellschaften darstellt. Bemerkenswert ist es, dass der Musiktherapie durch die Förderung des BMBF eine besondere Beachtung zuteil wird. Aus musiktherapeutischer Sicht mag dies verwundern, denn Musiktherapeuten sind international umfassend damit beschäftigt, sich in die Versorgung alter Menschen einzubringen. Allerdings wird dieses Engagement von außen, von den betagten Menschen selbst, ihren Angehörigen, den gerontologischen Fachdisziplinen und von den Gesundheitssystemen bisher nur wenig wahrgenommen. Ziele des Projekts waren daher die international vorliegenden Erkenntnisse systematisch zu erfassen und für die Praxis weiterzuentwickeln sowie damit eine musiktherapeutische Systematik zur Verfügung zu stellen, von der Menschen im höheren Lebensalter, deren Angehörige und das in diesem Bereich tätige Pflegepersonal profitieren können. Darüber hinaus galt es, Transparenz bezüglich des Potentials der Musiktherapie zu schaffen.

Keine andere Studie hat, die im Projekt *Musiktherapie 360°* fokussierte Integration von musiktherapeutischen Interventionen und deren Implementierung in Einrichtungen zur Versorgung alter Menschen ebenso systematisch untersucht. Damit ergänzt dieses Projekt die Forschungslandschaft durch seinen spezifischen Ansatz und den Versuch, eine adäquate Beschreibung der (sonst häufig ungenau und heterogen beschriebenen) möglichen musiktherapeutischen Interventionen für die Praxis zusammenzustellen, von denen Patienten, Angehörige und Mitarbeiter der Pflege profitieren können.

Der Leser kann einzelne Kapitel im Sinne von Fachartikeln oder auch systematisch interessengelenkt lesen. Für uns ergab sich daraus folgende Logik für den Aufbau:

Kapitel 3 beschreibt die Personengruppen, die in geriatrischen Settings vorgefunden werden.

In Kapitel 4 geht es um die wissenschaftlichen Perspektiven der Musiktherapie mit alten Menschen. Es werden die neuere Evidenzlage sowie mögliche allgemeine und heuristische Wirkmechanismen der Musiktherapie diskutiert.

Kapitel 5 fokussiert auf den Musiktherapeuten. Welche Ausbildungsvoraussetzungen, musiktherapeutischen Grundhaltungen, musikalischen und therapiepraktischen Fähigkeiten und Kenntnisse müssen vorhanden sein, um als Musiktherapeut im Arbeitsfeld Geriatrie erfolgreich arbeiten zu können.

Kapitel 6 präsentiert den musiktherapeutischen Interventionskatalog. Dieser wurde im Rahmen des Projekts *Musiktherapie 360°* aus der Literatur hergeleitet, systematisch zusammengefasst, modular konzipiert und teilweise, abhängig vom Bedarf, in den kooperierenden Einrichtungen in der Praxis erprobt.

In Kapitel 7 werden die quantitativen und qualitativen empirischen Evaluationsergebnisse des Projekts *Musiktherapie 360°* systematisch zusammengefasst und unter Berücksichtigung der Perspektiven von Patienten, Angehörigen und dem Pflegepersonal, Schlussfolgerungen bezüglich der Musiktherapie mit alten Menschen diskutiert.

Kapitel 8 fasst die Buchkapitel zusammen und liefert einen Ausblick.

Das Projekt- und Autorenteam erhofft sich, dass Musiktherapeuten und auch anderes gerontologisches Fachpersonal von diesem Praxisleitfaden profitieren und dass er, insbesondere gegenüber Menschen im höheren Lebensalter sowie ihren Angehörigen, Transparenz bezüglich des Potentials von Musiktherapie schaffen kann. Wir erhoffen uns außerdem, dass unser Praxisleitfaden bei Kostenträgern, Trägern und Leitungen von Einrichtungen zur Versorgung alter Menschen Berücksichtigung findet, damit Musiktherapie zukünftig stärker in die Praxis implementiert werden kann.

Abschließend möchten wir uns bei allen Mitwirkenden und Beteiligten, den Patienten und Pflegeheimbewohnern, ihren Angehörigen, dem Pflegepersonal, den Leitungen der Einrichtungen, der SRH Hochschule Heidelberg und nicht zuletzt beim Bundesministerium für Bildung und Forschung (BMBF) für die Unterstützung herzlichst bedanken.

Aus Gründen der Lesbarkeit wurde im Text die männliche Form gewählt. Nichtsdestoweniger beziehen sich die Angaben auf Angehörige aller möglichen Geschlechter. Weiter entschieden sich die Autoren für die einheitliche Verwendung des Begriffs Patient. Dieser schließt immer Bewohner in Alten- und Pflegeheimen mit ein.

3 Die Menschen im geriatrischen Setting

Von Dorothee von Moreau & Michael Keßler

Zum geriatrischen Setting in Alten- und Pflegeeinrichtungen, Seniorentageseinrichtungen, Fachkrankenhäusern oder Rehabilitationskliniken gehören Senioren mit ihren Erkrankungen und krankheitsbedingten Einschränkungen, Fachpersonal wie Fachpfleger, Fachtherapeuten, Sozialarbeiter der sozialen Betreuung, Seelsorger, Ärzte, aber auch die Angehörigen der Patienten, ehrenamtliche Helfer oder Alltagsbegleiter sowie Hauswirtschaftsfachkräfte. Einige dieser Personengruppen sollen im Folgenden mit ihren jeweiligen individuellen Belastungen und Bedürfnissen und den Möglichkeiten für disziplinübergreifende Zusammenarbeit näher beschrieben werden.

3.1 Der Patient

Der Patient ist überwiegend 70 Jahre und älter. Wegen der höheren Lebenserwartung von Frauen ist der Anteil weiblicher Bewohner oft erheblich höher. Ab einem Mindestalter von 80 Jahren gelten Senioren bei einer auftretenden Erkrankung wegen des Risikos von Komplikationen und Folgeerkrankungen, der Gefahr der Chronifizierung der Erkrankung sowie des höheren Risikos eines Verlustes der Autonomie und des Selbsthilfestatus (Neubart et al., 2015) als besonders vulnerabel.

Stärker als das biologische Alter fällt jedoch nach der Deutschen Gesellschaft für Geriatrie, der deutschen Gesellschaft für Gerontologie und Geriatrie und dem Bundesverband Geriatrie e. V. (BV Geriatrie), die *geriatrietypische Multimorbidität* ins Gewicht: Diese wird angenommen, sobald mindestens drei relevante Erkrankungen wie Bluthochdruck, Fettstoffwechselstörungen, Schlaganfall, Pneumonie, Osteoporose, Knochenfrakturen, Vorhofflimmern, Parkinson, Delir, Demenz, Inkontinenz, Schlafstörungen oder bestimmte Tumorerkrankungen (Neubart, 2015) gleichzeitig bestehen.

Häufig nehmen die Betroffenen die Krankheitsfolgen als massivere Einschränkung der Lebensqualität wahr, als die eigentliche Erkrankung. Die International Classification of Impairments, Disabilities and Handicaps (ICIDH) beschreibt hier ein sog. *Kaskadenmodell*: Eine Krankheit (z. B. Hirntumor) bringt Schädigungen mit sich (z. B. Lähmung), die zu Störungen der Alltagsfähigkeiten (z. B. Unfähigkeit zu laufen) führen und schließlich eine Teilhabestörung (z. B. keine Möglichkeit zum Seniorennachmittag zu gehen) zur Folge haben. Neubart (2015) benennt die Störungen in der Mobilität und den Aktivitäten des täglichen Lebens, Störungen der Kommunikation sowie Probleme der Krankheitsverarbeitung als *Fähigkeitsstörungen*, die sich besonders einschränkend auf die Lebensqualität geriatrischer Patienten auswirken können. Die Bewahrung bzw. Steigerung der Lebensqualität ist aktuell ein wichtiges Kriterium für die Bewertung von Interventionseinsätzen in der Geriatrie, da viele chronische Erkrankungen im Alter noch nicht oder nicht mehr geheilt werden können (Dichter et al., 2011; Dröes et al., 2006).

In den folgenden Abschnitten werden die häufigsten alterstypischen Erkrankungen mit ihren Auswirkungen auf die Betroffenen näher beschrieben.

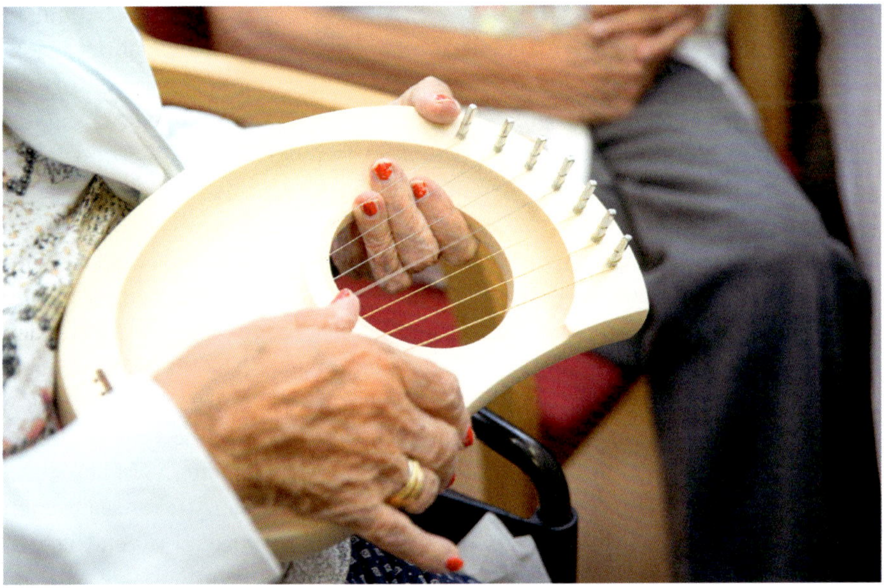

Abbildung 3.1: Im Alter hat der Erhalt der Lebensqualität eine wichtige Bedeutung.

3.1.1 Der Demenz-Erkrankte

Demenz (F00-F03) zeigt sich durch Störungen kortikaler Funktionen in den Bereichen Gedächtnis, Denken, Orientierung, Auffassung, Rechnen, Lernfähigkeit, Sprache und Urteilsvermögen. Kognitive Defizite können zudem die Emotionsregulation, das Sozialverhalten und die Motivation beeinträchtigen. Eine Demenz kann sowohl bei neurodegenerativen Krankheiten wie der Alzheimer-Erkrankung, bei zerebrovaskulären Störungen (vaskuläre Demenz), als auch bei anderen primären oder sekundären Erkrankungen des Gehirns auftreten. Auch Tumore, Hämatome oder andere raumgreifende Ereignisse können mit Demenzen einhergehen (DIMDI, 2018). Mischformen sind nicht selten. Je nach Demenzart gibt es unterschiedliche Verlaufsformen. Die Einteilung in Schweregrade hat sich daher über die verschiedenen Verlaufsformen als valide bewährt (Möller et al., 2015).

Verlaufsformen und Schweregrade

Leichte Demenz (Phase I der Alzheimer-Demenz): Sie ist gekennzeichnet durch leichte Gedächtnisverluste mit schwachem Erinnerungsvermögen für kurz zurückliegende Ereignisse, eingeschränkter Urteilsfähigkeit, eingeschränkter visuell-räumlicher Orientierung (besonders in fremder Umgebung) und Wortfindungsstörungen. Die Betroffenen können neue Informationen nicht mehr speichern, Dinge werden verlegt, der Weg zur Haltestelle wird nicht mehr so schnell gefunden, Alltagsaktivitäten werden vergessen oder vernachlässigt und nicht selten bringen sich die Betroffenen in Gefahr, wenn sie z. B. vergessen, den Herd auszuschalten. Viele Betroffene nehmen den Verlust ihrer Kompetenzen deutlich und schmerzlich wahr und versuchen, diese vor sich und/oder Angehörigen und Freunden zu verschleiern oder zu kompensieren. Gefühle von Angst oder Scham, Depressivität, Gleichgültigkeit oder Unruhe treten auf. Sozialer Rückzug ist häufig die Folge und geht mit dieser leichten Verlaufsform einher. Gleichzeitig wird ein Verlust über die Kontrolle von Affekten berichtet, weshalb Betroffene oft *anders* (aggressiv, mürrisch, abweisend, überschwänglich …) reagieren, wenn sie emotional berührt sind. Vom Umfeld, wie vom Betroffenen selbst, wird dies oft als befremdlich und irritierend wahrgenommen.

Mittelgradige Demenz (Phase II der Alzheimer-Demenz): Sie geht einher mit tiefgreifenden Störungen des Gedächtnisses: nicht nur kurz zurückliegende Ereignisse, auch frühere Erinnerungen gehen verloren, teilweise auch das Erkennen der Angehörigen oder der vertrauten Umgebung. Diese Desorientierung im Alltag und die Unfähigkeit, Handlungen zu planen und durchzuführen, macht eine

Anleitung oder Begleitung in fast allen lebenspraktischen Bereichen notwendig. Die sprachliche Verständigung wird wegen Störungen im Sprachverständnis und dem sprachlichen Ausdruck (Wortverwechslungen, Silbenverdrehungen) zunehmend schwierig. Das Urteilsvermögen ist schwerer beeinträchtigt. Es gibt kein *damals* und *heute*, kein *vorhin* und *jetzt*. Der Betroffene ist gänzlich der momentanen Situation ausgeliefert. Der eigene Kontrollverlust wird nicht mehr wahrgenommen und deshalb auch nicht mehr verleugnet, vertuscht oder abgewehrt. Aufkommende Erinnerungen können nicht als zurückliegende Geschehnisse eingeordnet werden, sondern werden ungefiltert mit aller Intensität im *Hier* und *Jetzt* erlebt. Darüber hinaus sind Betroffene oft von Sinnestäuschungen verunsichert (das eigene Spiegelbild wird als *fremde Person* wahrgenommen); auch von Wahnerleben wird berichtet (wobei oft unklar bleibt, ob das Erleben wahnhaft verzerrt ist oder ob eine nicht klar zu benennende, biografische Erinnerung das momentane Erleben dominiert). Der Verlust an Autonomie, Kontrolle, Selbstbestimmung, Orientierung und Verständnis ist für die Betroffenen oft schwer erträglich und geht mit Angst und dem Gefühl von Isolation einher: Unruhiges Umherwandern, starke affektive Schwankungen, manchmal auch Aggressivität stellen Angehörige oder Pflegende vor große Herausforderungen: Ein gut gemeintes Umlenken des Affekts (sofern es den bestehenden Affekt nicht aufgreift und bestätigt) kann im Betroffenen das verwirrende Gefühl verstärken, nicht gemeint, verstanden oder gar hier *falsch* zu sein.

Die Symptome der Erkrankung können im häuslichen Umfeld oft nicht mehr kompensiert oder aufgefangen werden. Nicht selten führen sie zu emotionalen Überforderungen bei den Betroffenen und ihren Angehörigen. Darüber hinaus ist für die Angehörigen das Erlebnis verkannt bzw. nicht mehr erkannt zu werden, ein Schock, wird als Kränkung erlebt und kann nicht verstanden oder nachvollzogen werden. Der Verlust des Ichs entfremdet die Betroffenen zusätzlich von den Angehörigen (und umgekehrt). Angesichts des veränderten Erlebens der Betroffenen fällt die Alltagsverständigung schwer oder wird situativ unmöglich. Tagesbetreuung oder der Umzug in ein Pflegeheim wird unausweichlich.

Schwere Demenz (Phase III der Alzheimer-Demenz): Sie zeigt sich in schwersten Gedächtnisstörungen, v.a. auch im Verlust des prozeduralen Gedächtnisses. Einfachste Handlungsabläufe, wie sie im Laufe des Lebens automatisiert wurden (u.a. Essen und Körperpflege) verlieren sich, sodass auch grundlegende Funktionen nicht mehr beherrschbar sind: Es kann zu Gehstörungen, unsicherem Stehen, Schluckstörungen, Inkontinenz bis hin zur Bettlägerigkeit kommen. Einfachste Abläufe, wie das Trinken, werden verlernt, sodass der Betroffene hier auf Hilfe angewiesen ist, ohne deren Notwendigkeit verstehen zu können. Die

Pflege kann hier zur großen Herausforderung werden, weil sie als *Angriff* oder *Übergriff* erscheint. Oft kommt es zum Verlust der eigenen Sprache als Selbstausdruck und zum Verlust des Sprachverständnisses. Verständigung über Sprache ist somit nicht mehr möglich; verbale Äußerungen haben einen sinnentleerten Charakter (Echolalie, Palilalie). Eigene Impulse, Affekte und auch das Bedürfnis nach Affektaustausch scheinen zurückzutreten. Der Betroffene kann weder eigene Gefühle noch eigene Bedürfnisse adäquat äußern, selbst wenn er noch zu verbalen Äußerungen fähig ist. Ebenso laufen verbale Zuwendungen von anderen oft ins Leere. Angehörige können nicht verstehen, dass der Betroffene Worte nicht mehr einordnen kann. Der an Demenz Erkrankte ist in dieser Phase über gesprochene Worte nicht mehr erreichbar. Was dagegen in der missglückten Begegnung vermittelt wird, ist die Atmosphäre der Hilflosigkeit, die den Rückzug der Betroffenen zusätzlich verstärkt. Das Erleben der Betroffenen wird als traumähnlich oder *vor-sich-hin-dämmern* beschrieben, wobei die Abgrenzung zwischen Schlaf, bzw. Traum und Wachheit verschwimmt. Reaktionen auf Zuwendungen bleiben aus. Muthesius et al. (2010) sprechen in diesem Stadium von einem „verschwindenden Selbst". In diesem Stadium, in dem Worte nicht mehr sind als Schall und keine Bedeutung mehr transportieren, ist es wichtig, dem Betroffenen eine Atmosphäre von Schutz, Sicherheit, Geborgenheit und liebevoller Zuwendung zu ermöglichen.

BEISPIEL

Im Pflegeheim besuche ich Frau Müller, um eine Einzelmusiktherapie durchzuführen. Sie sitzt in ihrem Zimmer am Tisch. Von den Pflegekräften weiß ich, dass sie bereits seit zwei Stunden beim Frühstücken ist. Sie erinnert sich an mein Gesicht und lächelt mich an. Sie fragt mich, wie es meinen Kindern gehe und ob zuhause alles in Ordnung sei. Wie jede Woche erinnere ich sie mit meiner Art und meinem Auftreten an ihren Sohn. Aufgrund der räumlichen Entfernung kann dieser nur einmal im Monat seine Mutter im Pflegeheim besuchen. Ich weise sie nicht auf ihre Verwechslung hin und antworte: „Zuhause ist alles gut. Aber viel wichtiger ist die Frage, wie es dir geht." Sie erzählt mir, dass sich ihr Ehemann Richard schon so lange nicht mehr gemeldet hat, aber heute Abend von der Arbeit wieder nach Hause kommen wird – ihr Mann ist vor acht Jahren verstorben. Weiter beschwert sie sich über die vielen fremden Leute, die in „ihrem Haus" (dem Pflegeheim) umherlaufen. Sie sei noch sehr wohl selbst in der Lage, zu putzen und die Wäsche zu machen! Ich gehe im Gespräch wieder zurück zu ihrem Ehemann und erinnere sie daran, wie gerne sie doch zusammen gesungen haben. Ich nehme meine Gitarre und wir singen unser Begrüßungslied „Kein schöner Land in dieser Zeit" …

3.1.2 Der depressiv Erkrankte

Depressive Erkrankungen gehören auch in hohem Alter zu den häufigsten psychischen Störungen und treten bei geriatrischen Patienten verstärkt auf. Insbesondere scheint auch eine hohe Komorbidität mit koronaren Herzerkrankungen und Diabetes mellitus zu bestehen. Weiterhin wird häufig festgestellt, dass auf einen Schlaganfall oder Herzinfarkt eine Depression folgt. Da sich die Symptome demenzieller Erkrankungen teilweise mit denen depressiver Erkrankungen überschneiden, ist eine klare Abgrenzung häufig schwierig (Robert Koch-Institut, 2010).

Zu den Symptomen einer depressiven Episode (F32.-) gehören neben einer gedrückten Stimmung die Verminderung von Antrieb, Aktivität, Appetit, der Fähigkeit zu Freude, Interesse und Konzentration. Müdigkeit kann selbst nach kleinen Anstrengungen auftreten. Es liegen meist Schlafstörungen (z. B. Ein- und Durchschlafstörungen, Früherwachen) vor, und fast immer eine Beeinträchtigung des Selbstwertgefühls und des Selbstvertrauens. Betroffene sind wenig schwingungsfähig oder zeigen sich manchmal auch agitiert (DIMDI, 2018).

Zu den Besonderheiten der sog. *Altersdepression* gehört, dass bei älteren Menschen häufig gesundheitsbezogene Probleme im Erleben der Betroffenen im Vordergrund stehen bzw. die depressiven Symptome von körperlichen Beschwerden überlagert sind. Unspezifische Symptome wie Schwindel, Kopf- oder Rückenschmerzen überwiegen, während die typische Stimmungsveränderung meist schleichend im Hintergrund erfolgt oder als Folge der körperlichen Beschwerden verkannt wird. Im Alter deutlicher auftretende Sprech- und Denkhemmungen werden häufig als erste Anzeichen einer Altersdemenz von den Betroffenen ängstlich abgewehrt oder verschwiegen. Auch tun sich ältere Menschen aufgrund ihrer Sozialisation schwerer, psychische Erkrankungen als eigenständige Erkrankungen wahrzunehmen und zu akzeptieren, d. h. auch darüber zu sprechen. Ältere Menschen haben ja z. T. noch erlebt, dass zur Zeit des Nationalsozialismus psychisch Kranke als „lebensunwert" abgestempelt, sterilisiert oder ermordet wurden, oftmals wurde das Thema auch ängstlich tabuisiert. So bleibt die Depression häufig unerkannt und unbehandelt.

Erst im weiteren Verlauf werden die psychischen Veränderungen deutlicher: Liebgewonnene Aktivitäten oder Kontakte werden unwichtiger, die Stimmung ist über längere Zeit gedrückt, übliche Möglichkeiten der Aufheiterung scheitern, die Betroffenen ziehen sich weiter zurück und wollen ihre *vier Wände* nicht mehr verlassen. Bei Männern zeigen sich depressive Symptome nicht selten durch vermehrte Reizbarkeit, Aggressivität bzw. Ärger- oder Wutanfälle, vermehrtes Suchtverhalten, Feindseligkeit und Abweisung auch gegenüber geliebten Menschen. Der soziale Rückzug begünstigt das Kreisen um körperliche Beschwerden, die eigene Nutzlosigkeit und erlebte Verluste. Dies wiederum verstärkt negative Gedankenschleifen, die durch fehlende Aktivität und das Gefühl der eigenen Wertlosigkeit Schlaflosigkeit begünstigen. Antriebs- und Lustlosigkeit, Gleichgültigkeit gegenüber Menschen und Umgebung, emotionale Abstumpfung und das Nachdenken über den Tod werden im sozialen Umfeld nicht selten als alterstypische Veränderungen fehlinterpretiert („*das ist halt so im Alter*").

Problematisch bei depressiven Erkrankungen ist die Gefahr von Suiziden. Die Anzahl der Suizide nimmt auch mit steigendem Alter weiter zu: 42 % aller Suizide werden von Menschen über 65 Jahren verübt (Statistisches Bundesamt, 2017), wobei die „stillen" oder „verdeckten" Suizide (z. B. durch Verweigerung der Nahrungsaufnahme oder Unterlassen von notwendiger Medikamenteneinnahme) zu einer hohen Dunkelziffer beitragen.

BEISPIEL

Herr Gustav sitzt alleine an seinem Tisch im Gemeinschaftsraum des Pflegeheimes. Vereinzelt sitzen noch weitere Bewohner an den Tischen im Raum. Keiner spricht. Ich freue mich schon auf das Singangebot im Gemeinschaftsraum und setze mich neben Herrn Gustav. Seit dem Tod seiner Frau vor drei Jahren bleibt er lieber für sich und meidet soziale Kontakte. Er wohnt seit vier Wochen in der Einrichtung. Die Entscheidung seiner Kinder kann er nicht nachvollziehen. Er fühlt sich ins Pflegeheim abgeschoben. Die Hoffnung seiner Kinder, dass die Lebendigkeit und Fröhlichkeit des Vaters wieder zurückkehrt, hat sich bisher noch nicht erfüllt. Wenn Herr Gustav spricht, ist seine Sprache sehr monoton und abgehackt. Er kann sich an den vielen Angeboten zur Beschäftigung nicht erfreuen. Die meiste Zeit des Tages verbringt er an seinem Platz im Gemeinschaftsraum und schaut starr auf den Tisch. Herr Gustav leidet an einer sogenannten Altersdepression.

3.1.3 Der Parkinson-Erkrankte

Zu den Hauptsymptomen der Erkrankung gehören, neben Bradykinese (Bewegungsverlangsamung) oder Akinese (Bewegungsblockade) auch Tremor (unwillkürliches Zittern), Rigor (Bewegungssteifigkeit) und posturale Instabilität (Störung der Halte- und Stellreflexe bzw. Instabilität in der Körperhaltung). Außerdem können diverse nicht-motorische Begleitsymptome wie Verschlechterung des Geruchssinns, Schlafstörung, depressive Verstimmung, diffuse Schmerzen auftreten (Braak et al., 2004; Chaudhuri et al., 2006; Parkinson aktuell, 2019).

Verlaufsformen und Schweregrade

Die Parkinson-Erkrankung beginnt schleichend mit einer Verschlechterung des Riechvermögens und schmerzhaften, überwiegend einseitigen Muskelverspannungen im Schulter-Arm-Bereich, sowie Abgeschlagenheit, plötzlichen Schweißausbrüchen, innerer Unruhe und Schlafstörungen, typischerweise einhergehend mit heftigen Bewegungen der Arme oder Beine im Schlaf.

Im weiteren Verlauf werden erste, diskrete Bewegungsstörungen deutlich: Die Betroffenen haben Schwierigkeiten bei feinmotorischen Alltagstätigkeiten wie Knöpfen oder Schreiben. Mehrere Bewegungen aufeinander abzustimmen scheint zunehmend schwer zu fallen. Unbemerkt verändert sich das Gangbild, wird kleinschrittiger, nach vorne gebeugt und die Arme schwingen (oft einseitig) beim Gehen weniger mit. Bisweilen zittern die Hände in Ruhe (Ruhetremor), auch die Handschrift wird unleserlicher und kleiner. In diesem Stadium erleben sich die Betroffenen stark verunsichert, sie versuchen die Symptome vor sich und/oder Angehörigen zu verbergen oder abzutun. Der zunehmende Kontrollverlust aber gewinnt über alle angestrengten Kompensationsversuche die Überhand, was zu Scham, Verzweiflung und Rückzug führen kann. Das Erleben der Betroffenen wird von der Umwelt oft nicht deutlich wahrgenommen, da als Folge der Erkrankung auch die Gesichtsmimik beeinträchtigt ist (Maskengesicht) und die Stimme leiser wird.

Im fortgeschrittenen Stadium lassen sich Bewegungen zunehmend schlechter koordinieren. Auch treten dann typischerweise verlangsamte Bewegungen auf. Schnelle Bewegungen fallen schwer, Bewegungsimpulse sind gehemmt oder können manchmal gar nicht ausgeführt werden: Die Füße scheinen am Boden zu kleben. Das Verharren-müssen ist für die Betroffenen sehr quälend, denn sie können scheinbar nichts tun, um ihren Zustand zu verändern. Nicht selten sind die Betroffenen gleichzeitig von innerer Unruhe getrieben. Ein Bewegungsimpuls ist auch durch große Willensanstrengung nicht ausführbar und scheint dann wiederum plötzlich *wie ein Zahnrad* mechanisch abzulaufen. Auch die Muskeln versteifen, es kommt zu Dystonien (unkontrollierbare Muskelkontraktionen) und Schmerzen, aber auch die Körperhaltung wird zunehmend instabil. Das Zittern der Hände lässt sich nicht mehr verbergen und wird zur dauerhaften Begleiterscheinung. Das Gesicht wirkt neben der eingeschränkten Mimik aufgrund erhöhter Talgproduktion salbenartig. Zunehmender Speichelfluss kann wegen Schluckstörungen nicht mehr verborgen werden. Neben Geruchsstörungen können auch Sehstörungen auftreten. Ebenso sind Parkinson-Erkrankte oft von träger Darmtätigkeit/Verstopfung und Blasenschwäche betroffen oder erleben einen plötzlichen Blutdruckabfall beim Stehen, mit Schwindel, Schwächegefühl und Sehstörungen (orthostatische Hypotension).

Oftmals leiden sie in diesem Stadium zusätzlich an den Nebenwirkungen der Parkinsonmedikamente (Müdigkeit, Magen- oder Herz-Kreislaufprobleme, psychische Probleme, Tics), die leider auch in ihrer Wirksamkeit über die Jahre abnehmen. Das Erleben der Betroffenen ist oft von quälender Hilflosigkeit und Kontrollverlust geprägt. Der Alltag wird mühselig und manchmal schier unüberwindlich. Die kognitiven Fähigkeiten bleiben bei den meisten Verlaufsformen uneingeschränkt. Es wird jedoch auch von einer möglichen Bradyphrenie, einer Verlangsamung des Auffassungsvermögens, Vergesslichkeit, Umständlichkeit und Zerstreutheit berichtet. Veränderungen im nonverbal-affektiven Austausch (Maskengesicht) und evtl. zunehmende Schwierigkeiten beim Sprechen (geringerer Stimmumfang und -volumen, geringeres oder überhastetes Sprechtempo) können zu sozialer Vereinsamung und stiller Verzweiflung beitragen.

Im Spätstadium können Betroffene zunehmend schlechter gehen und stehen und sind auf einen Rollstuhl angewiesen. Komplikationen treten u.a. bei der sog. akinetischen Krise auf, bei der die Betroffenen plötzlich oder innerhalb weniger Tage völlig bewegungsunfähig werden und weder sprechen noch schlucken können. Diese Krise kann lebensbedrohlich sein und erfordert schnelle Hilfe. Betroffene sind auch im Alltag zunehmend auf fremde Hilfe angewiesen und haben gleichzeitig Probleme in der Verständigung (Sprechen) und im affektiven Austausch (Maskengesicht) mit Pflegenden oder Angehörigen. Stille Verzweiflung ist oft einem apathischen Zustandsbild gewichen.

BEISPIEL

Bei Herrn König im Zimmer angekommen, sehe ich, dass meine Kollegin von der Physiotherapie bereits im Zimmer ist. Seine rechte Hand zittert ununterbrochen, selbst wenn diese von der Physiotherapeutin, unterstützend zum Aufstehen, gehalten wird. Zahnradmäßig bewegt er Bein für Bein aus dem Bett und ist dabei sehr unsicher. Herr König wirkt sehr traurig, da er sich seines Krankheitszustands sehr bewusst ist. Jegliche Bewegung ist für ihn extrem anstrengend. Tag für Tag macht er seine Übungen und lässt sich von den Physiotherapeuten mobilisieren. Er weiß, dass das Fortschreiten seiner Parkinsonerkrankung nicht aufgehalten werden kann. Nachdem der Patient mit Unterstützung meiner Kollegin steht, stimme ich das Lied „Das Wandern ist des Müller's Lust" an und wir beginnen gemeinsam mit dem Gangtraining (Rhythmisch-Akustische Stimulation, Kap. 5.2.4) …

3.1.4 Der Schlaganfall-Patient

Die Folgen dieser plötzlich auftretenden Durchblutungsstörung, des Hirninfarkts oder einer Blutung im Gehirn können äußerst unterschiedlich sein. Je nach Schweregrad und Lokalisation haben viele Schlaganfallpatienten jedoch mit längerfristigen motorischen Einschränkungen in den Aktivitäten des täglichen Lebens, wie zum Beispiel bei Fortbewegung, Körperpflege oder Ankleiden und Essen zu kämpfen. Abhängig von den betroffenen Hirnarealen kann es aber auch zu Sprech- und Sprachstörungen, wie Aphasie oder Dysarthrie, zu kognitiven Einschränkungen oder auch organisch bedingten Persönlichkeitsveränderungen kommen.

Da die Symptome bei guter Erstversorgung und Rehabilitation manchmal zurückgehen, lassen sich die langfristigen Folgen eines Schlaganfalls oft erst nach zwei bis drei Monaten klarer erkennen. Neben Lähmungen und Empfindungsstörungen, oft verbunden mit Harn- oder Stuhlinkontinenz, werden die sprachlichen Einschränkungen von den Betroffenen als besonders einschränkend und quälend wahrgenommen, insbesondere, wenn die kognitiven Funktionen unbeeinträchtigt geblieben sind: Hier kann zum einen die Lähmung der Sprechmuskulatur zu Einschränkungen in der Aussprache und Stimmgebung führen; zum anderen kann ein Ausfall der entsprechenden Hirnareale zum völligen Verlust der Sprechfähigkeit oder des Sprachverständnisses führen. Die Symptome sind dabei höchst unterschiedlich und können Lautbildung, Wortfindung, Syntax, aber auch Lesefähigkeit betreffen. Betroffene fühlen sich von den gewohnten kommunikativen Möglichkeiten abgeschnitten und leiden zusätzlich darunter, dass ihnen aufgrund ihrer Spracheinschränkung vom sozialen Umfeld oft auch kognitive Möglichkeiten abgesprochen werden.

Tatsächlich können, unabhängig von der Einschränkung des Sprechens, auch kognitive Fähigkeiten beeinträchtigt sein. Beeinträchtigungen der Aufmerksamkeit (Aufmerksamkeitsaktivierung, -fokussierung oder -teilung) wirken sich erschwerend auf andere kognitive Bereiche aus. Eine spezielle Form der Aufmerksamkeitseinschränkung ist der Neglect, die Vernachlässigung der Wahrnehmung einer Körper- oder Raumseite oder eines Teils der Umgebung. Darüber hinaus kann es zu Gedächtnis- oder Verarbeitungsdefiziten (z. B. Speicherung oder Abruf von neuen Informationen) kommen.

Veränderungen der Psyche und der Persönlichkeit können sich in Form von Depressionen, Stimmungsschwankungen, Minderung der Belastbarkeit, Antriebsmangel oder -steigerung, bis hin zu Unruhe, Aggressivität oder Impulsivität als unmittelbare Folge bzw. Symptom der Hirnschädigung einstellen. Darüber hinaus können psychische Symptome als Folge der dramatisch veränderten Lebenssituation oder der Krankheitsverarbeitung eintreten: Die Auseinandersetzung mit der neuen Situation erfordert vom Betroffenen (und den ebenfalls betroffenen Angehörigen) viel Mut und Geduld. Ein unterstützendes Umfeld hilft bei der Krankheitsverarbeitung, welche im besten Fall von einem anfänglichen Nicht-wahrhaben-können über depressive Reaktionen bis hin zu neuer Akzeptanz der Lebenssituation führt. Begleitet ist diese Zeit in der Regel von Mutlosigkeit, Erschöpfung, Zukunftsängsten, Rückschlägen, depressiven Verstimmungen, Sorge um den Lebenspartner, Hoffnungslosigkeit. Scham- oder Schuldgefühle führen oft zu sozialem Rückzug. Die oben genannten Einschränkungen der Sprache oder Kognition können eine Krankheitsverarbeitung zusätzlich erschweren oder unmöglich machen. Nicht selten gehen mit einem Schlaganfall im Alter erhebliche und endgültige Lebensveränderungen für den Betroffenen einher: Ein Leben in der gewohnten Umgebung ist nicht mehr vorstellbar, ein Wechsel in ein Alten- oder Pflegeheim ist nicht selten unausweichlich. Die Konfrontation mit dieser Konsequenz und die Ängste davor stellen eine große Herausforderung für die Betroffenen und Angehörigen dar.

BEISPIEL

Im Team des Klinikums sprechen wir über eine Patientin, die nach einem Schlaganfall neben starken motorischen Einschränkungen, auch Probleme bei der Sprachproduktion hat.
Als ich Frau Schmitt zum ersten Kennenlernen in ihrem Zimmer aufsuche, erlebe ich eine hilflose und verzweifelte Frau. Die empfundene Ohnmacht und Angst spiegelt sich in ihrem Gesichtsausdruck wider. Ich begrüße sie und gebe ihr die Hand. Dann stelle ich mich und mein musiktherapeutisches Angebot vor. Sie schaut mich an, ihr Gesichtsausdruck hellt sich auf. Mit einem freundlichen „Mh“ stimmt sie meinem Angebot zu. Als Frau Schmitt erkennt, dass sie keine Wörter bzw. Sätze bilden kann, verdreht sie frustriert die Augen. Ich nehme meine Gitarre und singe ein Lied für sie. Während ich singe, plane ich gedanklich bereits die Anwendung des „Therapeutischen Singens“ (Kap. 5.2.4) …

3.2 Der Angehörige

Angehörige von geriatrischen Patienten haben im Kontext von Einrichtungen zur Versorgung alter Menschen eine wichtige Bedeutung. Der Umgang mit alten Menschen kann sowohl Pflegende als auch Betreuende und Therapeuten vor komplexe Herausforderungen stellen, die sich aus den unterschiedlichen biografischen sowie gesellschaftlichen Kontexten ergeben: Angehörige sind für das Pflege- und Behandlungsteam im geriatrischen Setting wichtige Partner, die

Hintergrundinformationen über Gewohnheiten und biografisch relevante Erlebnisse der Patienten weitergeben können. Darüber hinaus gelten sie für die Pflegebedürftigen als wichtige Bezugspersonen. Sie unterstützen diese bei der Bewältigung von Krisen und schaffen einen vertrauten Bezugspunkt in einem fremdbestimmten Umfeld (Neubart et al., 2015). Insgesamt betrachtet führen die zunehmenden Entfernungen der Wohn- und Arbeitsstätten und die sich verringernde Kinderzahl bei gleichzeitig höherer Lebenserwartung (Statistisches Bundesamt, 2009) dazu, dass Patienten immer häufiger wenig Kontakt zu ihren Angehörigen und Freunden aufrechterhalten können. Damit steigt die Wahrscheinlichkeit von Vereinsamung, sozialer Isolation und biografischer Entfremdung bei den Betroffenen. Gerade seltene Besuche erlangen damit für die Patienten eine besondere Bedeutung.

Die breit gefächerten, an die Angehörigen gestellten Ansprüche, stellen für diese häufig eine hohe Belastung im Alltag dar: Neben oft übernommenen pflegerischen Tätigkeiten oder anderen Hilfestellungen bei der Alltagsbewältigung (Behördengänge, Unterstützung in der Alltags- und Pflegeorganisation) belastet aber auch die Beobachtung, dass sich Charakterzüge oder das Wesen der Pflegebedürftigen durch die Erkrankung oder die Folgen dieser stark verändern können (Gusset-Bährer, 2018; Schacke & Zank, 2004). Dies kann zu Ängsten, Sorgen, Wut, Hilflosigkeit oder Verzweiflung führen (Neubart et al., 2015). Gleichzeitig jedoch erleben die Angehörigen die Verpflichtung, für den Erkrankten da zu sein, ihm zu helfen oder dessen zunehmende Einschränkungen kompensieren zu wollen. Angehörige unterliegen vor diesem Hintergrund einem erhöhten Risiko selbst in eine chronische Überforderung zu geraten und eine Depression zu entwickeln oder ein Burnout zu erleiden.

In den Einrichtungen liegt der Fokus aber in der Regel auf den Patienten und die Belastung der Angehörigen wird in den Hintergrund gedrängt und oftmals weder wahrgenommen noch berücksichtigt (Gusset-Bährer, 2018; Schacke & Zank, 2004). Angestaute Unzufriedenheit und Hilflosigkeit gegenüber der Situation des Pflegebedürftigen können sich nicht nur negativ auf die Beziehung zwischen Angehörigen und Patienten auswirken, sondern machen sich häufig auch im Kontakt mit dem Personal bemerkbar. So übertragen Angehörige negative Emotionen immer wieder unbewusst auf die Einrichtung, sind dem Personal gegenüber sehr kritisch, teilweise ungerecht und treten fordernd auf oder suchen Behandlungsfehler (Neubart et al., 2015).

BEISPIEL

Ich werde auf dem Stationsflur angesprochen und gefragt, ob ich nicht für die Mutter etwas singen könne. Sie höre so gerne Musik und habe früher ganz viel gesungen. Ich betrete das Zimmer und sehe eine im Sterben liegende Patientin. Um ihr Bett herum stehen ihre drei Kinder und ihr Partner. Ich frage nach einem möglichen Lieblingslied. Da die Patientin kein bestimmtes hatte, wähle ich aus dem Moment heraus, das Lied „Capri Fischer". Ein ruhiges, wehmütiges, Kraft gebendes Lied, das viele Menschen kennen. Ich lade die Angehörigen ein, mit mir gemeinsam das Lied zu singen. Die Kinder und ihre Partner nehmen sich an den Händen. Während des Singens schauen alle die Patientin an. Nachdem die Musik verklungen ist, folgt eine lange Pause. Aus der Stille heraus fängt der älteste Sohn zu klatschen an. Nach und nach stimmen die anderen mit ein. Das Gefühl der Trauer weicht für kurze Zeit dem Gefühl der Dankbarkeit für die gemeinsam erlebte Zeit. Im Nachgang werden mir Geschichten von früher erzählt. Zur Verabschiedung umarmen mich alle. Die Familie bedankt sich für den besonderen Moment.
Eine Woche später erhalte ich eine Danksagungskarte, in der die Familie sich bei mir noch mal für den schönen, musikalischen Moment bedankt. Weiter schreiben sie mir, für die Trauerfeier als letztes Lied „Capri Fischer" ausgewählt zu haben …

3.3 Die Pflegekraft

Die Fachpflege in der Geriatrie hat in den letzten Jahren eine grundlegende Wende erfahren, deren Prozess noch nicht abgeschlossen ist: Immer mehr werden der geriatrischen Fachpflege therapeutisch-rehabilitative Aufgaben zugesprochen. Zu der „aktivierend-therapeutischen Pflege in der Geriatrie" (Bartels et al., 2019) gehören nicht nur die klassischen Bereiche der passiven Versorgung (medizinische Maßnahmen, Körperpflege, Nahrungsaufnahme, Ausscheidungen) und Positionierung (Positionswechsel, Dekubitusprophylaxe und Transfer), vielmehr verschiebt sich der Fokus zur patientenorientierten Aktivierung (Bewegungsaktivierung, Aufstehen, Gehen) und Hilfe zur Selbstversorgung (Anleitung/Unterstützung bei der Körperpflege, beim Essen) sowie zu den damit verbundenen Aspekten der Beziehungsarbeit. Expertenstandards (z. B. zur Sturzprophylaxe oder Ernährung) legen der alltäglichen Pflege strenge Qualitätsmaßstäbe auf. Auch geht der Trend und damit die Anforderung an Pflegekräfte zunehmend zur „personenzentrierten Pflege" (Tewes, 2014). Das ADL-Pflegemodell zur Unterstützung bei den *Aktivitäten des täglichen Lebens* (Activities of Daily Life) wurde von Krohwinkel (2013) zur Planung der Pflege hinsichtlich *sozialer*

Beziehungen und *existenzieller Erfahrungen des täglichen Lebens* zum ABEDL-Modell erweitert. Dazu gehören neben den oben genannten Aspekten der Hilfe zur Bewegung, Körperpflege und Aufrechterhaltung vitaler Funktionen auch die Unterstützung in der Fähigkeit zur Selbstversorgung, Kommunikation, Selbstregulation, Beschäftigung, sozialen Teilhabe sowie die Auseinandersetzung mit der eigenen Identität, Geschlechtsrolle und Beantwortung existenzieller Fragen. Oftmals fällt Pflegekräften auch die Aufgabe zu, die therapeutischen Ziele mit zu unterstützen und mit dem Patienten im Alltag zu üben.

So sind Pflegekräfte in geriatrischen Einrichtungen in besonderer Weise gefordert. Es gehört zu ihren Aufgaben, bei Hilfebedarf schnell zur Verfügung zu stehen. Dabei müssen sie sich den sehr unterschiedlichen Bedürfnissen der Patienten sehr individuell anpassen, abhängig von deren emotionalen, kognitiven oder sozial-kommunikativen Möglichkeiten bzw. Einschränkungen und dem (sozio-)kulturellen Hintergrund des Patienten. Meist haben sie den häufigsten und engsten Kontakt mit den Pflegebedürftigen und damit eine der bedeutendsten Rollen im Alltag der Betroffenen (Hofmann, 2010).

Im klinischen Setting steht aufgrund der hohen Fluktuation und kurzweiligen Aufenthaltsdauer die medizinisch-versorgende Pflegetätigkeit im Vordergrund (Hölzer, 2003). In rehabilitativen Einrichtungen fällt Pflegekräften die Aufgabe zu, die therapeutischen Ziele mit zu unterstützen und mit dem Patienten im Alltag weiter zu üben. In Pflegeeinrichtungen erstrecken sich die Aufgaben der Pflegekräfte neben pflegerischen Tätigkeiten, auch auf die Unterstützung bei Alltagstätigkeiten. Sie geben Orientierungshilfe, unterstützen oder regeln das soziale Miteinander und helfen im Umgang mit der veränderten Lebenssituation im Pflegeheim. Sie sollen im Alltag verständnisvoll auf die Bewohner eingehen, Trost und Zuwendung spenden und ihnen helfen, die Verschlechterungen ihres Gesundheitszustandes zu akzeptieren bzw. durch professionelle Alltagsbegleitung hinauszuzögern. Darüber hinaus sollen Pflegekräfte auf intellektuelle, emotionale und spirituelle Bedürfnisse eingehen, diese erkennen und befriedigen (Lülf, 2017). In allen Bereichen kommt es zur regelmäßigen Konfrontation mit Themen wie Schmerz, Gebrechlichkeit, Verfall, Hoffnungslosigkeit, Sterben und Tod, die den engen Beziehungsrahmen zwischen Pflegepersonal und Pflegebedürftigem überschatten (Hölzer, 2003; Hofmann, 2010).

Zu diesen vielschichtigen Belastungen kommen nach Kruse & Schmidt (1999) das Ringen um die Anerkennung des Pflegeberufs in der Gesellschaft, der Umgang mit Angehörigen pflegebedürftiger Personen, außerdem einrichtungsinterne Belastungen und solche, die im privaten Bereich auf berufliche Arbeitsbelastungen (z. B. Schicht- und Wochenenddienst) zurückzuführen sind. Pflegekräfte kämpfen zudem mit den sich aus dem Pflegenotstand ergebenden

Konsequenzen. Sie erkennen die häufig schwierige Lage ihrer Betreuten, ihr Leid oder ihre Einsamkeit, haben aber nur wenige Mittel oder Ressourcen, angemessen zu intervenieren. Neben den genuin pflegerischen Tätigkeiten, der Dokumentation und organisatorischen Aufgaben, bleibt häufig kaum Zeit für *zwischenmenschliche Begegnungen* zwischen ihnen, den Patienten und ihren Angehörigen, obwohl sie häufig deren wichtigste Kontaktperson sind. Es ist daher kaum verwunderlich, dass das Pflegepersonal besonders anfällig ist für Burnout und die damit verbundenen gesundheitlichen Risiken (Schmidt et al., 2012).

3.4 Weiteres Fachpersonal: Arzt, Psychologe, Sozialarbeiter, Ergo- und Physiotherapeut

In vielen geriatrischen Einrichtungen findet sich neben den Pflegekräften noch weiteres Fachpersonal mit zusätzlichen Anforderungen an Organisation, Verzahnung von Aktivitäten und Aufgaben sowie interprofessionellem Austausch. Damit aus dem Nebeneinander an medizinisch-therapeutischen Bemühungen eine Zusammenarbeit und damit ein abgestimmtes Zusammenwirken im Interesse des Patienten möglich wird, braucht es nicht nur Wissen, sondern auch Verständnis und Offenheit für die spezifischen Kompetenzen und Arbeitsformen der jeweils anderen Berufsgruppe. Ebenso ist die eigene Tätigkeit gegenüber den anderen Berufsgruppen transparent darzustellen und mit diesen abzustimmen. Dies stellt multiprofessionelle Zusammenarbeit vor große Herausforderungen, denn mit den einzelnen Fachrichtungen sind manchmal höchst unterschiedliche Denkweisen, Konzepte und Methoden, aber auch unterschiedliche Grundüberzeugungen, Lösungsideen, Arbeitsstile und Fachsprachen verknüpft (Oster, 2000). Das Erkennen eigener beruflicher Grenzen, ein Klima von gegenseitiger Wertschätzung, Respekt und Unterstützung, persönliche Kompetenzen wie Teamorientierung, Transparenz, Toleranz und Konfliktfähigkeit und die Orientierung an den Bedarfen der Patienten können interdisziplinäre Zusammenarbeit erfolgreich machen, sind aber nicht immer selbstverständlich.

Zu den Aufgaben des Arztes gehören neben Vorbeugung, insbesondere das Erkennen, die Behandlung und die Nachsorge von Krankheiten und gesundheitlichen Beeinträchtigungen. Im klinischen und rehabilitativen Settings steht der Arzt in der Regel in der Hauptverantwortung für das Wohl des Patienten und ist damit anderen Berufsgruppen hierarchisch vorgeordnet: Er weist medizinische und therapeutische Maßnahmen an, stimmt diese aufeinander ab und kontrolliert deren Wirksamkeit. Die Multimorbidität und die oft veränderte Wirksamkeit von Medikamenten im Alter stellen ihn dabei vor besondere Herausforderungen. In Pflegeheimen wird der Arzt im Bedarfsfall (evtl. auch im Notfall) oder zur Überwachung bzw. Kontrolle des Gesundheitszustandes der Patient konsiliarisch hinzugezogen.

Psychologen gehören eher in Fachkliniken zum Stammpersonal und übernehmen dort oftmals diagnostische Aufgaben: Mit Hilfe spezifischer (z.B. neuropsychologischer) Assessment-Instrumente schätzen sie den emotionalen oder kognitiven Zustand des Patienten ein und geben Empfehlungen für weitere therapeutische oder psychosoziale Maßnahmen. Darüber hinaus unterstützen sie durch psychologische Gespräche mit Betroffenen und Angehörigen die Auseinandersetzung mit der Erkrankung und der daraus folgenden veränderten Lebenssituation.

Die soziale Betreuung wird im geriatrischen Umfeld in der Regel von Sozialarbeitern teilweise mit geragogischer Zusatzausbildung übernommen: Im klinischen Setting ist ihre Aufgabe die Organisation von Nachsorge und Rehabilitationsmaßnahmen. In Altenheimen liegt ihre Hauptaufgabe in der Tagesgestaltung. Insbesondere wenn die Heime nicht über Fachtherapeuten verfügen ist es diese Berufsgruppe, die neben den organisatorischen Belangen therapeutische und gemeinschaftsbildende Angebote wie Gedächtnisgruppen, Malen, Backen, Faschingsfeiern etc. gestaltet oder organisiert.

Physiotherapeuten sind auf Beschwerden und Einschränkungen der Mobilität des Skeletts- und Muskelsystems spezialisiert. Insbesondere in Akut- und Rehabilitationskliniken ist ihre Aufgabe, den Bewegungseinschränkungen der Patienten so schnell wie möglich mit strukturierten Behandlungsmaßnahmen zu begegnen, um Bettlägerigkeit und dem damit einhergehenden Abbau von Muskeln und Knochen, Kräfteverlust und dem Verlust von Selbstständigkeit entgegenzuwirken. Zu den Hauptaufgaben der Physiotherapie in der Geriatrie gehört somit die aktive oder passive Mobilisierung der Patienten (Oster, 2000).

Demgegenüber widmen sich Ergotherapeuten dem Erhalt von Alltagskompetenzen und bieten unterstützende Anleitung zur Selbsthilfe in den wesentlichen Bereichen oder Aktivitäten des alltäglichen Lebens wie Essen, Trinken, Körperpflege und Bekleidung, Mobilität, Geschicklichkeit, Biografiearbeit, kognitive Aktivierung und Kommunikation. Auch führen sie entsprechende Assessments durch und organisieren bzw. beraten bei Pflege-, Wohnraum- und Hilfsmittelanpasssung.

Logopäden finden sich in Akut- und Rehabilitationskliniken und sind zuständig für Probleme der Sprache und des Sprechens, aber auch bei Schluckstörungen, insbesondere nach einem Schlaganfall (Oster, 2000).

Die meisten Fachtherapeuten sind in Akut- und Rehabilitationskliniken zu finden. Ihre Leistungen gehören zur geriatrischen Komplexbehandlung und müssen gemäß dem deutschen Operationen- und Prozedurenschlüssel (OPS) engmaschig umgesetzt werden (Kolb et al., 2014). Dies führt in den jeweiligen Kliniken zu hoher Therapiedichte für die Patienten und entsprechend hoher Auslastung der Fachtherapeuten. Der hohe Behandlungsdruck im Rahmen der geriatrischen Komplexbehandlung geht nicht selten mit entsprechenden organisatorischen Herausforderungen einher. Dies erschwert möglicherweise die Zusammenarbeit verschiedener Disziplinen. In Wohn- und Pflegeheimen kommen Fachtherapeuten oft nur konsiliarisch mit entsprechender Verordnung durch den Haus- oder Facharzt oder als Honorarkraft zu einzelnen Patienten.

4 Wissenschaftliche Perspektiven zur Musiktherapie mit älteren Menschen

Von Thomas K. Hillecke

4.1 Musiktherapieforschung und Evidenzbasierung

4.1.1 Die Evidenzdiskussion und die Musiktherapie

In der Musiktherapie ist die Forderung des Gesundheitssystems nach zunehmender Evidenzbasierung im Sinne der Evidenzbasierten Medizin (EbM) längst angekommen. Seit Jahrzehnten werden verstärkt Randomized Controlled Trials (RCTs), systematische Reviews und Metaanalysen durchgeführt. In der Gesamtbetrachtung zeichnen sich dabei mittlere bis hohe Effektstärken ab, die der Einordung der praktischen Relevanz dienen (z.B. Argstatter et al., 2007; Dileo & Bradt, 2005; Pešek, 2005; Koenig, 2016). Diese insgesamt ermutigenden Ergebnisse werden jedoch dadurch eingeschränkt, dass in den Primärstudien (RCTs) häufig nur kleine Stichproben einbezogen werden konnten und für spezifische Anwendungsbereiche oft nur wenige Primärstudien vorliegen. Nach der schon 1986 veröffentlichten ersten Metaanalyse zur Musiktherapie von Standley sind die musiktherapeutischen Forschungsbemühungen im Sinne der Evidenzbasierung rapide angestiegen. Damit ist die Musiktherapie heute unter den künstlerischen Therapien diejenige Disziplin, für die am meisten randomisierte kontrollierte Studien und Metaanalysen vorliegen (Köck & Stige, 2016). Trotz dieser Bemühungen stieß die Musiktherapie – ähnlich wie andere therapiewissenschaftliche Disziplinen – immer wieder an die Grenzen des EbM-Paradigmas, dessen Angemessenheit auch Streitpunkt in der musiktherapeutischen Gemeinschaft ist (Hillecke, Warth & Wormit, 2017).

Außer der Psychotherapieforschung kritisiert auch die wachsende Strömung der personalisierten Medizin (Topol, 2013) nachdrücklich den Ansatz der EbM. Danach erweisen sich die heute angewandten Forschungsmethoden und insbesondere vergleichende Metaanalysen als ungeeignete Methoden, personalisierte Psychotherapie weiterzuentwickeln (Cuijpers et al., 2016). Die Kritik von Seiten der personalisierten Medizin blieb in der Musiktherapie nicht unbeachtet. So widmet sich etwa das *Josef Ressel Zentrum für die Grundlegung einer personalisierten*

Musiktherapie an der IMC-Hochschule, Krems in Österreich, speziell diesem Ansatz in der Musiktherapie (Tucek et al., 2018).

In der Praxis der Musiktherapie spielt Personalisierung/Individualisierung in vielerlei Hinsicht eine wichtige Rolle. Nicht nur, dass die jeweils konkrete musiktherapeutische Beziehung viele einzigartige Aspekte einer im humanistischen Sinne echten und anteilnehmenden Begegnung umfasst, sondern z. B. auch die Berücksichtigung individueller musikalischer Biografien und individualisiert daraus abzuleitenden Interventionen (z. B. Einsatz von Lieblingsliedern und Lieblingsmusik oder die Einstellung auf patienten- und situationsspezifische Timing-Prozesse in der neurologischen Musiktherapie) notwendig sind. Beim Einsatz von Musiktherapie im gerontologischen Kontext spielt z. B. die personspezifische Symptomkonstellation (maligne Erkrankungen, Schmerzerkrankungen, Herz-Kreislauferkrankungen, neurologische Erkrankungen usw.) eine wichtige Rolle. Bei älteren Menschen ist der Musiktherapeut in besonderer Weise gefordert, seine Interventionen angepasst an die individuell vorliegende Symptomatik sowie unter Berücksichtigung individueller Ressourcen, nicht nur krankheits- bzw. diagnosespezifisch, sondern auch weitergehend personalisiert (z. B. hinsichtlich individueller Ressourcen) zu gestalten. Insbesondere im Einzelsetting werden individuelle Zielstellungen herausgearbeitet und entsprechend der musiktherapeutischen Möglichkeiten zum Einsatz gebracht.

4.1.2 Ist die musiktherapeutische Praxis evidenzbasiert?

Dem Verständnis der Evidenzbasierten Medizin (Greenhalgh, 2000) entsprechend ist es notwendig, dass der (Musik-)Therapeut umfangreiche Kenntnisse über wissenschaftliche Verfahrensweisen besitzt. Hierfür ist eine akademische Ausbildung von Musiktherapeuten unerlässlich (Wormit, 2016). Zwar können sich Musiktherapeuten an inzwischen umfangreichen empirischen Studien orientieren und es liegen wissenschaftlich begründete Therapiemanuale (z. B. Hillecke & Wilker, 2008; Hillecke & Wilker, 2009), Metaanalysen (z. B. Pešek, 2007) sowie Cochrane Reviews vor, aber die Studienlage ist häufig begrenzt und die Ergebnisse leider selten von hoher Qualität. Daher ist es schwierig einzuschätzen, ob die vorliegenden Analysen als Evidenz im vom Gesundheitssystem geforderten Sinne verstanden werden können. In einer diagnosen- bzw. zielgruppenübergreifenden Studie zur Effektivität von Musiktherapie gelangen Kamioka et al. (2014) unter Berücksichtigung von 21 systematischen Reviews, die auf RCTs beruhen, zu dem Ergebnis, dass eine musiktherapeutische Behandlung folgende Aspekte zu verbessern in der Lage ist: globales und soziales Funktionieren bei Schizophrenie und/oder schweren psychischen Störungen, Gang und damit verbundene Aktivitäten bei

Parkinson-Patienten sowie depressive Symptome und Schlafqualität. Den Autoren zufolge könnte Musiktherapie das Potenzial haben, auch bei anderen Krankheitsbildern Verbesserungen zu bewirken, aber ausreichende Belege lägen hierzu noch nicht vor. Zusätzlich konnten bislang keine Nebenwirkungen oder Unverträglichkeiten von Musiktherapie ausgemacht werden.

Zusammenfassend lässt sich sagen: Insgesamt ist der Corpus in der Musiktherapie zur Verfügung stehender empirischer Ergebnisse vergleichsweise umfassend, aber die Qualität der Primärstudien begrenzt. Die Stichproben sind oft zu klein und die Effekte abhängig von der Art und der Qualität der Kontrollgruppen. Zumeist wurden die Studien von Vertretern oder Befürwortern der Musiktherapie (Stakeholder-Problem) durchgeführt und spezifische Replikationen gibt es höchst selten (Hillecke, Warth & Wormit, 2017).

4.2 Aktuelle Entwicklungen in der Musiktherapie mit älteren Menschen

Mit Blick auf ältere Menschen sind internationale Vertreter der Musiktherapie gegenwärtig besonders in der Musiktherapie mit dementen Patienten aktiv. Die Akteure sind damit beschäftigt, empirische Studien durchzuführen, den Stand der Forschung zusammenzufassen oder Musiktherapie stärker in die jeweiligen Gesundheitssysteme zu integrieren, indem sie z.B. bislang vorliegende Forschungsergebnisse zusammenfassen oder sich gesundheitspolitisch engagieren. Außer für Demenzpatienten liegen auch für die musiktherapeutische Behandlung von älteren Patienten, die unter einer Depression leiden, zusammenfassende Studien vor, die Hinweise für einen sinnvollen Einsatz aufzeigen. Dies ist deshalb relevant, weil das Risiko, an einer Depression zu erkranken, im Alter zwar nicht erhöht ist, aber ein deutlicher Anstieg an Suiziden als mögliche Folge einer Depression, von schweren Erkrankungen oder Verlusterfahrungen festzustellen ist (Saß et al., 2009). Dabei liegen auch widersprüchliche Ergebnisse vor, z. B. zur Frage, ob Musiktherapie bei dementen Patienten überhaupt depressionslindernd wirken kann.

Ein anderes wichtiges Arbeitsfeld der Musiktherapie mit älteren Menschen ist die unterstützende Behandlung von Patienten mit neurologischen Erkrankungen. Hierzu liegen ermutigende Primärstudien und Reviews sowie konkrete Techniken aus der neurologischen Musiktherapie (NMT) vor. In besonderer Weise scheinen demnach, unterstützt durch Musiktherapie mit einem Fokus auf musikalische Parameter (Timing, Rhythmus), bei Parkinson oder nach Schlaganfall motorische aber auch exekutive Kompetenzen verbessert, aufrecht erhalten oder progrediente Verläufe verlangsamt werden zu können (Thaut & Hoemberg, 2014).

4.2.1 Demenz

Aus dem systematischen Überblick zur nichtmedikamentösen Behandlung von Demenzen von Göhner, Hüll & Voigt-Radloff (2018) geht hervor, dass Musiktherapie in gerontologischen Einrichtungen in der Kategorie *Therapeutische Einzel-und Gruppenangebote* mit vier randomisierten kontrollierten Studien und einer kontrollierten Studie vertreten ist. In diesen Studien wurden Effekte im Bereich Kognition, agitiertes / aggressives Verhalten und neuropsychiatrische Symptome untersucht. Dabei zeigen sich in drei von fünf Studien signifikante Gruppenunterschiede. Ersichtlich wird gleichzeitig, dass Musiktherapie in dieser Analysekategorie mit anderen Interventionen in Konkurrenz steht. Die Autoren bemängeln eine über alle nichtmedikamentösen Behandlungen von Demenz vorliegende lückenhafte Evidenzlage sowie die eingeschränkte methodische Qualität der Studien. Es zeigen sich deutliche Hinweise für die

> *„Überlegenheit einer spezialisierten und milieutherapeutisch gestalteten Umgebung für Menschen mit demenziellen Erkrankungen sowohl im Klinik- als auch Pflegeheimbereich. Es finden sich zahlreiche konsistente Hinweise auf positive Effekte psychosozialer Aktivierung allein oder gemeinsam mit einer kognitiven bzw. körperlichen Aktivierung, z. T. auch mit hochwertigeren Studiendesigns“ (Göhner, Hüll & Voigt-Radloff, 2018, 171).*

2018 wurde der Bericht der *Commission on Dementia and Music WHAT WOULD LIFE BE – WITHOUT A SONG OR A DANCE, WHAT ARE WE?* im Rahmen des International Longevity Centres – UK (ILC-UK) in Zusammenarbeit mit der Utley Foundation von Bowell & Bamford (2018) erstellt.

Die Kommission empfiehlt:

- Die Bereitstellung von musikbasierten Angeboten zu unterstützen,
- intelligente Strukturen zur Verfügungsstellung von Versorgungsangeboten aufzubauen,
- die Forschung und Forschungsmöglichkeiten weiterzuentwickeln,
- das öffentliche Bewusstsein zu schärfen, finanzielle Fördermöglichkeiten zu koordinieren und zu unterstützen sowie
- Nutzen aus zur Verfügung stehender Technologie zu ziehen und Unterstützungsmöglichkeiten für Einzelpersonen zu erarbeiten, um die richtige Intervention zur richtigen Zeit zu finden.

Der Bericht zeigt, dass die Entwicklung musikbasierter Interventionen für Patienten, die an Demenzerkrankungen leiden im Vereinigten Königreich weiter fortgeschritten ist als in Deutschland. Im Vereinigten Königreich ist Musiktherapie insgesamt besser ins Gesundheitssystem integriert, als das in Deutschland der Fall ist.

Aus wissenschaftlicher Sicht wird im Rahmen des Berichts die Forschungslage zur Wirkung von Musik bei Patienten mit Demenz zusammengefasst (Bowell & Bamford, 2018). Diese betreffen die Themen:

- Musik und Gehirn,
- Minimierung von behavioralen und psychologischen Symptomen der Demenz (BPSD),
- Verminderung von Angst und Depression,
- Aufrechterhaltung von Sprechen und Sprache,
- Verbesserung der Lebensqualität,
- Auswirkungen auf Pflegekräfte sowie
- Palliativmedizin und End-of-Life-Pflege.

Ein Review (van der Steen et al., 2018) der *Cochrane Dementia and Cognitive Improvement Group* analysierte 22 Primärstudien mit insgesamt 890 Patienten, die an Demenz in unterschiedlichen Schweregraden litten. Trotz der teilweise begrenzten Qualität der Primärstudien zeigten sich nach Abschluss der musikbasierten Behandlungen moderate Effekte in der Verbesserung von Symptomen der Depression sowie genereller Verhaltensprobleme, aber nicht oder nur gering in den Bereichen agitiertes und aggressives Verhalten. Weniger verlässlich zeigten sich Verbesserungen in den Bereichen Angst und emotionales Wohlbefinden inklusive Lebensqualität. Keine oder nur kleine Effekte konnten im Bereich Kognition gefunden werden. Sehr wenig aussagekräftig waren die Ergebnisse im Bereich soziale Interaktion. Die Evidenz über längere Zeiträume (vier Wochen oder mehr) für die Zielbereiche Angst und Sozialverhalten war von niedriger Qualität und geringer Aussagekraft. Die Autoren gelangen zu dem Ergebnis, dass mehr Studien notwendig sind.

Fang et al. (2017) analysierten in einem Review das Potential musiktherapeutischer Interventionen, auf kognitive Parameter bei Alzheimer Patienten einzuwirken. Die Autoren ziehen aus ihrer Literaturanalyse folgende Schlüsse:

- Musiktherapie ist in der Lage, den kognitiven Abbau zu reduzieren (autobiografisches und episodisches Gedächtnis, psychomotorische Geschwindigkeit, exekutive Funktionen und generelle kognitive Funktionsbereiche).
- Musiktherapie erscheint als eine vielversprechende Intervention zur Behandlung von Demenz (besonders bei einer Alzheimererkrankung).
- Musiktherapie sollte im Krankheitsverlauf so früh wie möglich beginnen.
- Bislang fehlen weitgehend Belege aus Studien mit prospektivem, randomisiertem, verblindetem, einheitlichem und rigorosem Design.
- Die Kombination von Musiktherapie mit anderen Möglichkeiten der kognitiven Stimulation (z.B. Tanz, Bewegung, Videospiele, Kunst) erscheint vielversprechend.

Um die Heterogenität der möglichen musiktherapeutischen Interventionen zu begrenzen, fassten die Autoren sechs Kategorien zusammen:

1. Musik hören,
2. Lieder singen,
3. Musik-basierte Interventionen (Rhythmus und Melodie zur Unterstützung, um verbale Inhalte zu erinnern),
4. Hintergrundmusik,
5. Musik gemeinsam mit anderen Aktivitäten (z.B. Singen, Tanzen, Instrumente Spielen, rhythmische Bewegungen) und
6. Multisensorische Stimulation.

Als zugrundeliegende Wirkmechanismen fanden sie Studien zur Neuroplastizität, zur Neurogenese (Regenerations- und Reparaturmechanismen), zu neuroendokrinen Faktoren (z. B. Kortisol, Testosteron, Östrogen) sowie zu neuropsychiatrischen Faktoren.

In einem weiteren Review, das sich speziell mit Agitation bei Demenz und musikbasierten Interventionen befasst, bilanziert Hansen (2017), dass Musiktherapie abhängig vom Schweregrad der Demenz positive Effekte haben kann. In der ersten Stufe einer Demenz (frühe bis moderate Demenz) seien eine entspannende Wirkung sowie positive Kurzzeiteffekte dokumentiert. In Studien zur zweiten Stufe (moderate bis schwere Demenz) kann eine Verbesserung agitierter Verhaltensweisen, eine Zunahme der Entspannung und erhöhte Lebensqualität festgestellt werden.

Des Weiteren haben McDermott et al. (2018) – aufbauend auf einer Veranstaltung im Rahmen des *15th World Congress of Music Therapy in Tsukuba, Japan* –

Aktivitäten zum Thema *indirekte Musiktherapie und Kompetenztraining* (Skill-Training, Skill-Sharing) im Bereich Demenz aus verschiedenen Ländern zusammengestellt. Hierunter wird, in Ergänzung zum Begriff der *direct music therapy*, die das übliche therapeutische Handeln von Musiktherapeuten umfasst, verstanden, dass Musiktherapeuten auch andere relevante Beiträge zur Versorgung von Demenzpatienten leisten können. Hierzu gehören folgende Projekte aus verschiedenen Ländern:

- Training von Pflegern, wie musikalische Aktivitäten und Interventionen in den Alltag eingebaut werden können, sowie Vermittlung von theoretischem Wissen über deren Wirkweise und von Erfahrungen, wie sich Musik physisch auswirken kann (Ridder, Dänemark);
- Training von an der Versorgung beteiligten Familienmitgliedern (Wosch, Deutschland);
- zertifizierte Ausbildung für Pflegende (Ray, USA);
- therapeutisches „Songwriting" für Pflegende sowie Familienangehörige (Baker, Australien);
- die Ökologie polyphonischer Partnerschaften (Stige, Norwegen), um Familien, Freunde und unterstützende Personen im Kontext des Gesundheitssystems einzubinden und musiktherapeutisch zu unterstützen.

Musiktherapie und Demenz in Deutschland

Muthesius (2018), Mitglied der Konsensusgruppe, beschreibt Prozesse und Schwierigkeiten bei der Abbildung von Musiktherapie in S3-Leitlinien der Arbeitsgemeinschaft der Wissenschaftlichen Medizinischen Fachgesellschaften (AWMF), insbesondere im Bereich Demenz. Obwohl die Studienlage insgesamt betrachtet Widersprüche aufweist, findet sich in der S3-Leitlinie Demenzen (AWMF, 2016) eine Kann-Empfehlung für musiktherapeutische Angebote aktiver sowie rezeptiver Natur. Zusammenfassend zeigt sich:

- Die Forschungsbemühungen zu Musiktherapie bei Demenzerkrankungen sind umfangreich.
- Zwar zeigen sich ermutigende Ergebnisse, aber die Forschungslage ist noch nicht zufriedenstellend.
- Eine Weiterentwicklung von Musiktherapie bei Demenz scheint dennoch ein großes Potential aufzuweisen, was auf die verschiedensten Anwendungsmöglichkeiten zurückzuführen ist.

- Musiktherapie steht in Konkurrenz zu vielen anderen Angeboten in gerontologischen Einrichtungen.
- In manchen Ländern spielt die Musiktherapie bei Demenzpatienten eine gewichtigere Rolle als in Deutschland und ist stärker in das Gesundheitssystem eingebunden.
- Nicht selten wird empfohlen, Musiktherapie in Kombination mit anderen Therapiemethoden einzusetzen.

4.2.2 Depression

Sowohl in der Kurzeitperspektive (Aalbers et al., 2017) als auch in der Analyse von Studien zur Musiktherapie bei unter Depression leidenden Patienten (Zhao et al., 2016) zeigten sich große Effekte, wenn Musiktherapie zusätzlich zu üblichen Behandlungen eingesetzt wird. Leubner & Hinterberger (2017) schreiben in ihrem Review zur Effektivität von Musiktherapie in der Behandlung von Depression, dass gerade bei alten Menschen während, aber vor allem nach der musikbasierten Intervention, positive Effekte auftreten können. Es handle sich dabei um soziale Effekte, wie zum Beispiel die höhere Motivation am Leben teilzunehmen sowie um psychologische Faktoren, beispielsweise gestärktes Selbstvertrauen und höhere Stresstoleranz (van der Steen et al., 2017). Des Weiteren fanden auch Quach & Lee (2017) bei einer kleinen Anzahl von Studien eine Abnahme von depressiven Gefühlen bei chronisch kranken Menschen im Alter. Die Autoren geben an, dass sich Musikhören, ein Instrument spielen, Singen oder eine Kombination davon zur Linderung von Depression und zum Anheben der allgemeinen Stimmung als nützlich erwiesen haben.

Insgesamt bleibt die kritische Einschätzung von Metzner & Busch (2015) zur Wirkung von Musik bzw. Musiktherapie bei Patienten mit Depression jedoch gültig. Sie argumentieren u. a., dass die vorliegenden Effekte bisher nicht deutlich von der Wirkung allgemeiner Faktoren (s. u.) getrennt werden können, dass die vorliegenden Ergebnisse aus empirischer Forschung einerseits „richtungsweisend für ein therapeutisches Potenzial von musikbezogenem Verhalten" (2015, 211) sind, sich Musiktherapie wahrscheinlich eher zur Behandlung leichter bis mittelgradiger depressiver Erkrankungen eignet und dass noch intensiver Forschungsbedarf besteht, insbesondere um Wirkweisen zu eruieren. Zur Frage, ob mit Musiktherapie eine Linderung von Depression auch bei Demenzpatienten erreicht werden kann, gibt es keine eindeutige Ergebnislage.

4.2.3 Parkinson

Bei der Behandlung von Parkinson scheint Musik positive Effekte auf sensorische, motorische, exekutive und psychische Symptome zu haben. In Bezug auf die Bewegungssymptomatik spielt wohl der musikalische Parameter Rhythmus eine entscheidende Rolle, da durch Rhythmusübungen die Verbindungen zwischen dem motorischen und dem auditiven neuronalen System verbessert werden kann. Musiktherapeutische Interventionen wie rhythmisch-akustische Stimulation (RAS), die Rhythmus miteinbeziehen, können dazu beitragen den Gang (Geschwindigkeit, Frequenz und Schrittgröße), die Koordination der Extremitäten, die Kontrolle der Körperhaltung und Balance usw. zu verbessern (Thaut & Hoemberg, 2014). Raglio (2015) fasst randomisierte Studien und kontrolliere klinische Studien hinsichtlich ihrer Ergebnisse zusammen und unterscheidet dabei motorische von seltener erhobenen nicht-motorischen Ergebnissen (Studien 1–6). Zu den Ergebnissen bezüglich Motorik zählen:

1. Verbesserung des Timings bei der Wahrnehmung und der Motorik,
2. Verbesserung in der motorischen und der kognitiven Funktion (verbales Gedächtnis, Sprache, Exekutivfunktionen, Aufmerksamkeit),
3. Funktionelle Verbesserung des Gangbildes, der Balance und des Freezing,
4. Leichte Verbesserung des Tremors,
5. Signifikante Verbesserung der Bradykinesie sowie
6. Verbesserung von Gangparametern.

Zu den nicht-motorischen Ergebnissen zählen:

1. Leichte Verbesserung der Lebensqualität,
2. Verbesserung der Stimmungslage; Abnahme von Angst, leichte Verbesserung der Lebensqualität sowie
3. Verbesserung der emotionalen Stabilität, alltäglicher Aktivitäten und der Lebensqualität.

Thaut & Hoemberg (2015) zufolge ist die Evidenzlage bezüglich des RAS-Gangtrainings bei Parkinsonpatienten besonders hoch. de Dreu et al., (2012) kommen in ihrer Metaanalyse zu dem Ergebnis, dass, obwohl die Primärstudien allgemein eher klein waren (Gesamt N = 168), signifikante Effekte für die *Berg Balance Scale*, den *Timed Up and Go Test* und die Schrittlänge gefunden werden konnten. Eine dabei durchgeführte Sensitivitätsanalyse zur *Music based movement*

Therapie (MbT) ergab eine signifikante Verbesserung der Gehgeschwindigkeit für die gangbezogene Therapie, nicht aber für die tanzbezogene Therapie. Es wurden außerdem keine signifikanten Effekte in der Motorik-Skala der *Unified Parkinson's Disease Rating Scale (UPDRS)*, beim Einfrieren (Freezing) von Gang und bei der Lebensqualität gefunden.

Ein aktuelles Review von Pereira et al. (2018) gelangt zu ähnlichen Ergebnissen bei der Analyse von fünf Reviews und 40 experimentellen Studien. Es zeige sich, dass rhythmische Stimulation und Tanz, Verbesserungen in den Bereichen Motorik, Kognition und Lebensqualität unterstützen können.

Übergreifend erscheint insbesondere RAS als vorteilhaft gegenüber anderen medizinischen Verfahren, da es sicher, preiswert und nicht-invasiv ist und keine bekannten nachteiligen Effekte auf die Gesundheit aufweist (Ashoori, Eagleman & Jankovic, 2015)

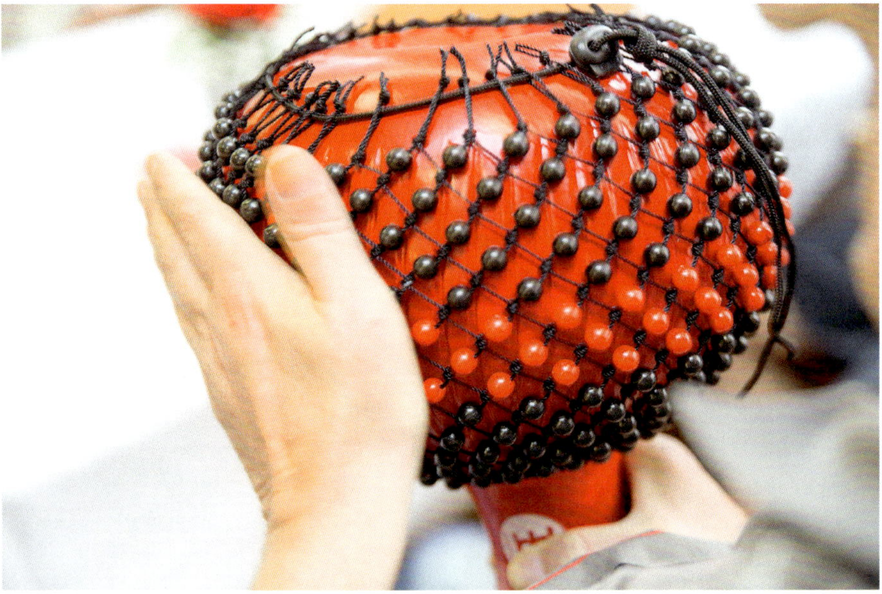

Abbildung 4.1: Die Verbesserung der motorischen Fähigkeiten führt auch zu einer Verbesserung der Lebensqualität.

4.2.4 Apoplex

Musiktherapeutische Interventionen werden in der Rehabilitation nach Schlaganfällen eingesetzt, um neuronale Prozesse, die an Bewegung, Kognition, Sprache, Emotion und Wahrnehmung beteiligt sind, zu stimulieren. In diesem

Bereich liegt eine Vielzahl von empirischen Studien zur Evidenz, aber auch zu zugrundeliegenden Mechanismen vor. Speth & Evers (2018) unterteilen die Anwendungsbereiche in Motorik, Kognition und Psyche.

Motorik: Durch *RAS, bilateral arm training with rhythmic auditory cueing (BATRAC)* oder *music supported Therapy (MST)* können demnach Gang- und Armfunktionen verbessert werden. Bei RAS werden ein Metronom oder stark rhythmische Musik verwendet um eine Synchronisation von Bewegungen und „Beat" anzuregen. Studien zeigen den sinnvollen Einsatz von Musiktherapie in der Gangrehabilitation (Schrittlänge, -symmetrie, -frequenz, Ganggeschwindigkeit) und beim Training der Armfunktion.

Kognition: Für diesen Bereich fassen die Autorinnen im Wesentlichen die Studie von Särkämö et al. (2008) zusammen. Sie zeigten, dass sich nach drei bzw. sechs Monaten die musiktherapeutische Gruppe (Hören von selbstgewählter Musik) in den Bereichen verbales Gedächtnis und Aufmerksamkeitsfokussierung signifikant stärker verbesserte als die Sprech- und Kontrollgruppe (Hören von Hörbüchern, keine zusätzliche Aktivität), und dass die Musiktherapiegruppe auch weniger depressive Symptome und Verwirrtheit aufwies als die Kontrollgruppe. Insgesamt ergibt sich den Autoren zufolge, dass Musikhören in der frühen Phase nach Schlaganfall die kognitive Erholung verbessern und negative Stimmungen vermindern kann.

Psyche: Hier beziehen sich Speth & Evers (2018) v. a. auf die Relevanz der „post stroke depression", die bei 40 % der Schlaganfallpatienten auftritt. In der Übersicht ergeben sich für diese Problematik vielversprechende Hinweise aus mindestens vier Studien.

Magee et al. (2017) folgern in ihrem Chochrane Review, dass neurologische musiktherapeutische Interventionen den Gang, das Timing (die zeitliche Koordination) der oberen Extremitäten, Kommunikationsfähigkeit und die Lebensqualität nach einem Schlaganfall verbessern können. RAS habe, was den Gang betreffe, vor allem auf Geschwindigkeit, Schrittlänge der geschädigten Seite und Schrittfrequenz einen positiven Einfluss. Bezüglich des Kommunikationsvermögens bei Aphasiepatienten nach einem Schlaganfall können sich durch die Anwendung von Musiktherapie die allgemeine Kommunikation, das Benennen von Objekten und die Sprachwiederholung verbessern. Die Autoren merken allerdings an, dass aufgrund der niedrigen Qualität vieler Primärstudien noch keine Empfehlungen für die klinische Praxis gemacht werden könnten.

Zhang et al. (2016) gelangen in einem systematischen Review, verbunden mit einer Metaanalyse, zu ähnlichen Ergebnissen unter Berücksichtigung verschiedener motorischer Ergebnisparameter bei Schlaganfallpatienten. Weiter berichten Särkämö et al. (2014), dass die kognitiven und emotionalen Vorteile des Musikhörens nach einem Schlaganfall mit struktureller Neuroplastizität in einem Netzwerk aus präfrontalen und limbischen Regionen zusammenhängen.

4.3 Singen als Therapie

In der gegenwärtigen älteren Generation ist es verbreitet mit dem Singen von Liedern (häufig Volkslieder) sozialisiert zu sein. Lieder und Texte aus der Jugendzeit, die zu verschiedenen Anlässen gesungen wurden, können in fortgeschrittenem Alter, selbst bei einer vorliegenden Demenz, häufig mitgesungen werden. Erinnerungen und Emotionen können wachgerufen und (wieder-)erlebt werden. Gerade wenn der Alltag von zunehmenden altersbedingten Einschränkungen und komplexen Erkrankungen begleitet wird, die oft mit verringerten körperlichen und kognitiven Fähigkeiten einhergehen, kann das gemeinsame Singen eine Ressource darstellen. Betroffene können sich beim Singen der bekannten Lieder wieder als kompetent erleben.

Von Seiten der empirischen Forschung zur Musiktherapie in Form von musiktherapeutischen Singangeboten, ist die Evidenzlage insgesamt noch als unzureichend zu beurteilen. Es liegen zwar einige Hinweise und einzelne Studien vor, allerdings ist die Aussagekraft häufig begrenzt und/oder entspricht nicht den geforderten Evidenzqualitätskriterien.

Singen als Therapie bei Demenz, Depression, Parkinson und Apoplex

Bei Demenzpatienten liegen Hinweise aus Studien auf mögliche Effekte von Singen und Singgruppen, im Bereich Lebensqualität, Erhöhung positiver Affekte sowie Reduktion negativer Affekte vor (Särkämö, et al. 2016). Dabei zeigte sich in einer randomisierten kontrollierten Studie, dass gemeinsames Singen bei Demenzpatienten körperliche Symptome der Depression, wie Energielosigkeit und Gewichtsverlust, reduzieren und energetisierend, erfrischend und stressreduzierend wirken kann.

Cho (2018) gelangte mit einer kleinen randomisierten kontrollierten Studie zu dem Ergebnis, dass eine befristete musiktherapeutisch angeleitete Singgruppe stärkere Auswirkungen auf Lebensqualität und Affekt hat, als ein musikmedizinisch konzipiertes Musikhören oder eine Fernsehkontrollgruppe.

Bei älteren Geriatriepatienten mit milder Depression kommen Mattew et al. (2017) zu dem Schluss, dass sich in einer durch einen Musiktherapeuten angeleiteten Singgruppe Depressionswerte und Einsamkeitsmaße im Vergleich zu einer Kontrollgruppe verbessern lassen. In einer Studie von Werner, Wosch & Gold (2017) zeigte sich allerdings eine stärkere Wirkung von interaktiver Gruppenmusiktherapie im Vergleich zu einem Freizeitsingangebot.

Einige Autoren berichten von einem großen Potential des Einsatzes von Singen bei Parkinsonpatienten (Vella-Burrows & Hancox, 2012). Dabei werden z. B. sowohl körperliches als auch emotionales Wohlbefinden, Stimmungsregulation, motorische Funktionen wie Gangparameter, aber auch Stimm- und Atmungsparameter sowie Kommunikations- und Mobilitätskompetenzen als Zielparameter genannt. Ein systematisches Review von Ang et al. (2017) zum Einsatz von Singen und Blasinstrumentenspiel bei Parkinsonpatienten, zeigte jedoch eine insgesamt schwierig zu interpretierende Befundlage aufgrund geringer Studienqualität. Dennoch vermuten die Autoren einen Trend zur Verbesserung und verweisen spezifisch auf eine Primärstudie, die signifikante Ergebnisse zeigt. Eine weitere aktuelle aber nicht kontrollierte Studie belegt eine Verbesserung der vokalen Qualität, der Lebensqualität sowie von Depressionswerten bei Parkinsonpatienten (Han et al., 2018).

Einerseits liegen viele Untersuchungen dazu vor, dass musiktherapeutische Sing-Interventionen in der Nachsorge von Schlaganfällen, insbesondere bei Aphasie, sinnvoll eingesetzt werden können (Han et al., 2018). Andererseits bleibt bislang aber offen, welche Parameter dabei relevant sind. Stahl et al. (2011) untersuchten inwieweit Singen bei Aphasiepatienten mit nichtflüssiger Produktion eine überlegene Intervention darstellt. Dabei konnten sie keine Überlegenheit melodischer Intonation finden. Vielmehr zeigten die Resultate, dass Rhythmus eine entscheidende Rolle spielt, egal, ob die Texte gesungen oder gesprochen werden. In einer nichtkontrollierten *Mixed-Methods-Studie* gelangen Tamplin et al. (2013) zu ermutigenden Resultaten einer chorbasierten Intervention mit Schlaganfallpatienten, die unter Aphasie litten. Im prä-post-Vergleich konnte eine Tendenz zur Reduktion im Bereich „psychological distress" des General Health Questionaire 12 (Goldberg & William, 2011) festgestellt werden. Auch zeigten sich fünf thematische Bereiche bei den Teilnehmern: Erhöhtes Selbstvertrauen, Unterstützung von Peers, Verbesserte Stimmung, erhöhte Motivation und Veränderungen in der Kommunikation.

4.4 Wirkfaktoren der Musiktherapie

Musiktherapie ist in Europa traditionell mit der Psychotherapie verwandt. Dementsprechend wurde die Musiktherapieforschung stark durch die weiterentwickelte Psychotherapieforschung beeinflusst. In vielerlei Hinsicht ist es sinnvoll, sich bezüglich der Frage wie Musiktherapie wirkt, an den Methoden, Diskussionen und Ergebnissen der Psychotherapieforschung zu orientieren. Hier werden neben der Auffassung, dass Psychotherapie analog zu medizinischen Behandlungen zu untersuchen sei, besonders gemeinsame therapieübergreifende Wirkweisen als alternative Erklärung diskutiert. Zunehmend durch empirische Ergebnisse unterstützt, verbreitete sich die Idee von „common factors" (z. B. Assay & Lambert, 1999; Lambert, 2013) bzw. „contextual model therapeutic factors" (Wampold & Imel, 2015) zu sprechen. Diese übergreifenden für alle Psychotherapiemethoden geltenden Faktoren erwiesen sich in umfangreichen Analysen des empirischen Materials als stärker mit den Therapieergebnissen assoziiert, als die spezifischen Faktoren. Aufgrund der verwandten Anwendungsfelder von Musik- und Psychotherapie kann davon ausgegangen werden, dass diese übergreifenden Faktoren auch in der Musiktherapie eine zentrale Rolle spielen. In den Analysen von Wampold & Imel (2015, 257–258) ergeben sich folgende Faktoren mit ihrer jeweiligen empirischen Effektstärke (Cohens d): „Goal Consensus / Collaboration (0,72)", „Empathy (0,63)", „Alliance (0,57)", „Positive Regard / Affirmation (0,56)", „Therapists (0,35 bis 0,55)", „Congruence / Genuineness (0,49)", „Cultural Adaptions (0,32)", „Expectations (0,24)". Therapieschulen spezifische Faktoren und Unterschiede tragen mit Effektstärken von d = 0,01 bis 0,14 deutlich weniger zum Therapieergebnis bei.

Die allgemeinen, gemeinsamen Faktoren müssen dementsprechend in musiktherapeutischen Ausbildungen berücksichtigt werden und repräsentieren neben den musikalisch-technischen, musiktherapie-methodischen und technischen Fähigkeiten sowie diagnostischen und Musiktherapieschulen-bezogenen Kenntnissen, wichtige Kompetenzen von Musiktherapeuten (Wampold & Imel, 2015).

Die Erklärung der Musiktherapiewirkung allein, anhand der gemeinsamen Faktoren, ist jedoch nicht zufriedenstellend. Allerdings liegen nur sehr wenige wissenschaftliche Studien zur Prüfung von spezifischen Wirkfaktoren in der Musiktherapieforschung (z. B. Danner & Oberegelsbacher, 2001; Schröder, 2016) vor. Interventionsbeschreibungen in RCT-Publikationen sind nicht selten extrem kurz gehalten und die verwendeten Termini musiktherapeutischer Methoden und Techniken sind extrem heterogen. Das bedeutet letztlich, dass nicht ausgeschlossen werden kann, dass ein erheblicher Teil, der in randomisierten-kontrollierten Studien gefundenen Wirkungen von Musiktherapie in Wirklichkeit durch „common factors" erklärt werden könnte.

Jedoch ist zur Rechtfertigung einer spezifischen **Musik**therapie die Frage zu klären, wie Musik oder musikalische Elemente helfen können therapeutische Ziele zu realisieren. In den letzten Jahren entstanden zusätzlich zur Durchführung von Wirksamkeitsstudien, vermehrt Publikationen, die sich mit der theoretischen Fundierung von Wirkfaktoren (z. B. Bernatzky & Hesse, 2006;

Hillecke et al., 2005, 2012; Hillecke & Wilker, 2007) oder neurowissenschaftlichen Begründungen solcher (Koelsch, 2012) befassten. Empirische Hinweise und Überlegungen zum Phänomen der Musikwirkung berücksichtigend, hat die Heidelberger Musiktherapieforschungsgruppe ab 2002 (Hillecke, 2002; Wormit 2008; Warth et al 2012; Koenig, 2016) ein heuristisches Wirkfaktorenmodell der Musiktherapie entwickelt.

Tabelle 4.1: Kategorisierung musiktherapeutischer Wirkfaktoren: Leicht veränderte Darstellung nach Althaus (2016).

Hillecke & Wilker Musiktherapeutisch	**Koelsch** Neurobiologisch	**Taylor** Biomedizinisch	**Thaut** Neuromusiktherapeutisch	**Karasu** Psychotherapeutisch
	Wahrnehmung	Wahrnehmung		
Aufmerksamkeit	Gerichtete Aufmerksamkeit			
Kognition	Langzeitgedächtnis	Schmerzmanagement	Kognition	Kognitive Bewältigung
	Intelligenz			
Motorik und Verhalten	Bewegung und Motorikmodulation	Motorik, Sprachfunktion	Sensomotorik, Sprechen / Sprache	Verhaltensregulation
Emotion	Emotion	Emotionsinduktion		Affektive Erfahrung
		Angst- und Stressphysiologie		
Kommunikation	Soziale Interaktion			

Im Laufe der Entwicklung des heuristischen Modells ist deutlich geworden, dass sich wesentliche Überschneidungen mit dem Modell von Kölsch (2012) und mit anderen Modellen der Musiktherapie (Taylor, 2010), der Musikmedizin bzw. neurologischen Musiktherapie (Thaut & Hoemberg, 2014) sowie der Psychotherapie (Karasu, 1986) ergeben. Diese Ähnlichkeit in der Theoriebildung fördert die Möglichkeit, dass daraus sinnvolle empirische Folgestudien entstehen, mit dem Ziel, die therapeutische Wirkung von Musik genauer zu verstehen (Hillecke et al., 2017).

Im heuristischen Wirkfaktorenmodell der Musiktherapie wird der von Koelsch (2012) und Taylor (2010) als „Wahrnehmung“ bezeichnete Wirkfaktor weggelassen. Auch Motorik wird nicht als eigenständiger Faktor aufgeführt. Dennoch sind selbstverständlich sensorische Prozesse an der Musikverarbeitung beteiligt und Musik ist häufig mit motorischen Prozessen verbunden. Sensorik und Motorik werden als Rahmen für das Modell, im Sinne von *input* und *output*, aufgefasst (Abb. 1). Dies folgt der Idee, dass Wahrnehmung (Sensorik, Perception) und Motorik (Action) durch Prozesse der Aufmerksamkeit (A), der Emotion (E), der Kognition (C) und der Verhaltenssteuerung (B) beeinflusst werden können und umgekehrt. Dieser vereinfachenden Auffassung entsprechend, werden im rezeptiven Fall musikalische Stimuli zunächst sensorisch erfasst. Dann kann die Aufmerksamkeit darauf gerichtet werden. Emotionale und kognitive Prozesse können aktiviert oder modulierend aktiv werden und Verhaltensprozesse können angeregt werden, die sich dann in motorischen Bewegungen niederschlagen. Umgekehrt beeinflussen Kognition, Emotion, Aufmerksamkeit und die Verhaltenssteuerung auch die Perzeption. Im Falle des aktiven Musizierens spielen alle Aspekte eng zusammen. Im gemeinsamen Spiel mit anderen Personen kann dann interpersonell musikalische bzw. musiktherapeutische Interaktion oder Kommunikation (I) entstehen.

Alle Aspekte / Faktoren stellen keine isolierten Einheiten dar. Vielmehr überlappen sie sich in vielfältiger Weise. Daher können sie als heuristische Faktoren betrachtet werden, die zwischen therapeutischer Musikanwendung und Krankheits- oder Gesundungsprozessen vermitteln, Therapieziele beschreiben und Musiktherapietechniken einordnen helfen.

4.4.1 Aufmerksamkeitsmodulation (A – attention modulation)

Musik als akustisch-auditives Ereignis hat das Potential die Aufmerksamkeit zu beeinflussen.

> *„Musikperzeption basiert auf dem auditiven System, das phylogenetisch als „Frühwarnsystem" verstanden werden kann. Es dient dazu, Gefahren oder andere relevante Informationen rechtzeitig orten und erkennen zu können. Die Ohren als Sinnesorgane sind auf natürliche Weise nicht wie die Augen verschließbar und somit selbst im Schlaf zugänglich für Informationen über die äußere Welt." (Hillecke & Wilker 2007, 65).*

Auditive Signale können Orientierungsreaktionen auslösen und werden außerdem häufig als Warn- und Wecksignale eingesetzt (Sirene, Hupe, Wecker, Klingel).

Musik und Musizieren kann therapeutisch eingesetzt werden, um Aufmerksamkeitsprozesse bei Patienten auszulösen, zu modulieren und zu trainieren. Musikalische Aufmerksamkeitsmodulation ist einsetzbar, wenn es darum geht, von Reizen und Kognitionen (aktuell belastenden Problemen, Gedanken, Gefühlen, Wahrnehmungen, Symptomen, Schmerzen, Tinnitus, Ängsten etc.) abzulenken oder Aufmerksamkeit oder die Aufmerksamkeitsspanne spezifisch zu trainieren (z. B. bei Aufmerksamkeits-Defizit-Syndrom ADS, Aufmerksamkeits-Defizit-Hyperaktivitäts-Syndrom ADHS, Psychosen, Demenz). Sie kann durch Ablenkung auch Entspannungsprozesse unterstützen. Aus neurowissenschaftlicher Sicht wird mit der Fokussierung der Aufmerksamkeit auf Musik, therapeutisch, z. B. die Ablenkung von anderen Reizen, die mit negativen Erfahrungen verbunden sind (Koelsch, 2012), möglich. Aus der neurologischen Musiktherapie (NMT) liegen dezidierte Methoden des Aufmerksamkeitstrainings vor: Musical Sensory Orientation Training, Musical Neglect Training, Auditory Perception Training, Musical Attention Control Training (Thaut & Hoemberg, 2015).

Entsprechend kann Musik auch bei älteren Menschen dazu beitragen „auf andere Gedanken", zu kommen, sich von Belastendem (z. B. akute und chronische Schmerzen, Ängste, Symptome) abzulenken und kann, je nach Musikauswahl dazu beitragen, zu beruhigen und zu entspannen (z. B. bei Belastungsreaktionen, Grübeln, agitiertem Verhalten, bei Pflegetätigkeiten) oder die Aufmerksamkeit, auch im Sinne von Wachheit, zu aktivieren (bei Rückzugsverhalten, Apathie, Depression, Schläfrigkeit, Antriebslosigkeit) oder zu fokussieren (neurologische Erkrankungen). Musik sowohl rezipiert als auch aktiv selbst gestaltet, beansprucht und trainiert die Aufmerksamkeit und stellt nicht selten eine willkommene Abwechslung vom Alltag in einer Pflegeeinrichtung oder auf einer geriatrischen Station dar. Außerdem können bei älteren Menschen die aufmerksamkeitstrainierenden Methoden der neurologischen Musiktherapie (NMT) störungsspezifisch zur Anwendung kommen.

4.4.2 Verhaltensmodulation (B – behaviour modulation)

Musik kann eine Modulation von Verhaltensweisen und Bewegungsprozessen bewirken. Darauf weisen viele bekannte Phänomene hin: Die Assoziation von Tanz und Musik, Marschmusik und die Aufforderung zur Bewegung durch rhythmische Musik. Die neurologischen Verarbeitungsmechanismen hierbei sind komplex.

Im Sinne einer Verhaltensmodulation kann Musiktherapie vielfältig eingesetzt werden: Unterstützung von Bewegungsprozessen (z. B. bei neurologischen Erkrankungen und Schmerzerkrankungen) und Erhöhung körperlicher Aktivität

(z. B. bei depressiven Patienten). Musiktherapeutische Verhaltensmodifikation kann allgemein bei allen psychosomatischen Störungen, die mit Rückzugs- und Vermeidungsverhalten verbunden sind, zum Einsatz kommen. Sehr spezifisch wird Musik als „rhythmic cue" zur Gang- und Sprechrehabilitation nach Gehirnverletzungen, Schlaganfällen, Parkinson-Erkrankung etc. (Thaut & Hoemberg, 2014) angewandt. Musik kann dabei einfache Bewegungsprozesse (z. B. Armbewegung) aber auch komplexe oder subtile koordinative Bewegungen (z. B. Tanz, Sprache) unterstützen.

Musik kann auf viele verschiedene Weisen auch älteren Menschen helfen ihr Verhalten und ihre motorischen Aktivitäten zu modulieren. Sie kann einfach zum Bewegen und Mitmachen (Mitsingen, Mitklatschen, Mitmusizieren) einladen oder dabei helfen, zurückgezogene, antriebsgestörte depressive Patienten motorisch zu aktivieren. Gezielt genutzt, kann sie, angewandt in der Behandlung neuronal bedingter Erkrankungen wie Parkinson, oder bei Folgestörungen nach Apoplex, dazu beitragen Bewegungsprozesse, wie beispielsweise das Gehen oder das Sprech- (Sing-)verhalten, zu verbessern oder diese Kompetenzen aufrechtzuerhalten. Auch können aktive musiktherapeutische Techniken dazu eingesetzt werden krankheitsbedingte Schonhaltungen (z. B. bei chronischen Schmerzen) und motorische Bewegungseinschränkungen zu lindern. Beruhigende Musik kann außerdem dabei helfen, Unruhe zu reduzieren oder Widerstände gegen notwendige pflegerische Maßnahme zu überwinden (Kap. 4.4.1).

4.4.3 Emotionsmodulation (E – emotion modulation)

„Es entspricht unserer alltäglichen Erfahrung, dass Musik in besonderem Maße emotionsinduzierend und -verstärkend wirkt. Konzerte, Filmmusik, Oper und Operette (ent-)führen die Gefühle der Zuschauer auf die von Komponisten gewünschten Gleise" (Hillecke & Wilker, 2007, 68).

Ebenso sind allgemein die Wirkungen von Wiegenliedern, Liebesliedern, Nationalhymnen, Fangesängen bekannt. Musik vermag demnach Emotionen, Affekte und Stimmungen zu beeinflussen. Darüber besteht auch Konsens in der musiktherapeutischen Community.

Bei der therapeutisch eingesetzten musikalischen Emotionsmodulation muss davon ausgegangen werden, dass ein Großteil der musikassoziierten Emotionen kein universales Reaktionsmuster darstellt. Vielmehr sind viele musikassoziierte emotionale Reaktionen biografisch erworben. Therapeutisch ist es demnach wichtig, diese patientenspezifischen Reaktionsweisen festzustellen und gezielt in den Therapieprozess einzubringen.

Die Anwendungsmöglichkeiten der Emotionsmodulation sind vielfältig. Musiktherapeuten können bestimmte Emotionen direkt evozieren, emotionale Verlaufsgestalten modulieren, Patienten bei der Affektregulation unterstützen oder dabei helfen, angemessene emotionale Reaktionen zu trainieren. Ein patientenseitig aktiver Einsatz von Musik kann Ausdruck seines inneren Gefühlslebens sein, an dem Musiktherapeuten verstehend oder modulierend ansetzen können. Die musikalische Darstellung von bestimmten Symptomen wie z. B. Angst und Trauer, aber auch Schmerz, hat zusätzlich zur sprachlichen Beschreibung Vorteile, weil sie u. U. analoge Information (Dynamik, Rhythmik, Melodie) zu vermitteln in der Lage ist. Emotionsmodulation kann insgesamt bei allen mit Emotionen und gestörter Affektregulation verbundenen Erkrankungen (Depression, Angststörungen, Manien, chronische Schmerzerkrankungen usw.) eingesetzt werden.

Für Bewohner von Pflegeeinrichtungen oder Patienten geriatrischer Einrichtungen kann die Modulation von Emotionen eine wichtige Hilfestellung sein. Musik und Lieder vermitteln Emotionen und Gefühle. Dabei kann es einfach darum gehen, durch fröhliche Musik auf den Stationen einer Einrichtung die Stimmung gezielt zu verbessern. Spezifischer kann Musik und Singen Patienten, die unter einer affektiven Erkrankung leiden, dabei helfen emotional flexibler zu werden oder ihren Gefühlen Ausdruck zu verleihen. In fast jeder musiktherapeutischen Intervention spielt musikalische Emotionsmodulation eine wichtige Rolle: bei Musiktherapie auf Station, im Zimmer (i. d. R. Einzelsetting) sowie im Extraraum (i. d. R. Gruppensetting). Im Gruppensetting ist es wichtig *den richtigen Ton* zu treffen, die vorhandenen emotionalen Verhaltens- und Erlebensweisen aufzugreifen und angemessene oder positive Emotionen zu fördern. Im Einzelsetting kann stärker personalisiert gearbeitet werden. Beispielweise können negative Emotionen/Affekte wie bei Trauer- und Angstreaktionen, aber auch Gefühle der Hilf- und Hoffnungslosigkeit oder Angst aufgegriffen und die Patienten bei der Verarbeitung unterstützt werden.

4.4.4 Kognitionsmodulation (C – cognition modulation)

Viele Menschen setzen Musik ein, um kreative Prozesse zu stimulieren oder ihre Vorstellungskraft anzuregen. Außerdem ist Musik mit dem Gedächtnis verbunden. Dabei spielen das sensorische Gedächtnis, das Kurzzeitgedächtnis und das Langzeitgedächtnis sowie das episodische und semantische Gedächtnis (Taylor, 2010) bedeutsame Rollen. Musik kann sogar zu einem Ohrwurm werden. Zusammenfassend kann Musik neben Kreativität und Gedächtnis das Denken, die

Gedanken oder insgesamt die Exekutivfunktionen modulieren. Das ist durch viele Bildgebungsstudien belegt (Sihvonen et al., 2017). Zusätzlich sind Musik und Sprache (z. B. Singen) hinsichtlich ihrer Verarbeitung assoziiert. Dies lässt sich in ihrer überlappenden neurologischen Verarbeitung abbilden, zeigt sich aber auch daran, dass sie bestimmte gemeinsame Konstruktionsmerkmale teilen: Komplexität, Generativität, kulturelle Übertragung und Transponierbarkeit (Koelsch, 2012).

Folglich sind die Anwendungsmöglichkeiten musiktherapeutischer Kognitionsmodulation umfänglich. Mit Musik können imaginative Therapiemethoden unterstützt werden. Mit dem „Guided Imagery and Music" (Bonny, 2002) liegt eine spezifische Musiktherapiemethode vor, die sich diese Möglichkeit zunutze macht. Musiktherapeutische Kognitionsmodulation kann Demenzpatienten helfen, Erinnerungen wachzurufen oder ihr Gedächtnis zu trainieren. Nach Taylor (2010) kann sie angewandt werden, um kognitive Störungen, etwa bei Psychosen oder bei Autismus, zu behandeln. Im Rahmen der neurologischen Musiktherapie wird sie als Training der Exekutivfunktionen oder des Gedächtnisses eingesetzt (Thaut & Hoemberg, 2014).

Nach Koelsch (2012) bedarf es zum Musizieren der Intelligenz. Demzufolge kann Musik auch als ein günstiges Medium verstanden werden, Intelligenz im Sinne von Fähigkeiten zur Informationsverarbeitung aufrechtzuerhalten oder sogar zu fördern. Kognitionsmodulation kann auch im Sinne einer kreativen Aktivierung eingesetzt werden um z. B. aus neuen musikalischen *Wegen* neue Denkweisen abzuleiten. Außerdem wird der ästhetischen Erfahrung ebenfalls therapeutisches Potential zugesprochen (Müller-Busch, 1997).

Der semantische Aspekt der Musik kann im psychosomatischen Kontext therapeutisch genutzt werden, wenn es um die Analyse bzw. Interpretation der Bedeutung von Patientenmusik oder musikalischen Ausdrucksformen geht (Koelsch, 2012) oder im Sinne kognitiver Therapieansätze um individuelle musikalische Bedeutungsmuster oder kognitive Dysfunktionen (Hillecke & Wilker, 2007).

Ein häufig von Musiktherapeuten berichtetes Phänomen ist, dass Demenzpatienten, die sich oft wochenlang nicht mehr sprachlich geäußert haben, bei ihnen bekannten Liedern mitzusingen beginnen. Singen kann auch bei anderen neurologischen Erkrankungen, wenn Sprach- und Sprechfähigkeiten betroffen sind, dabei helfen, diese sowie die zugrundeliegenden neurokognitiven Verarbeitungsprozesse zu trainieren oder aufrechtzuerhalten. Musiktherapeuten versuchen dazu im Vorfeld die musikalische Biografie der Patienten zu eruieren, um bekannte und beliebte Lieder zu identifizieren und gezielt einzusetzen. Musik kann außerdem dazu beitragen, episodische Erinnerungen bei älteren Patienten, im Sinne von erworbenen Verhaltens- und Erlebensmustern, zu (re-) aktivieren. Dies kann im Gruppensetting und auf Station helfen, (musik-)generationsbezogene Erinnerungen auszulösen (die nachfolgend möglicherweise auch Kommunikationsprozesse unter den Beteiligten aktivieren; s.u.). Im Einzelsetting können Patienten auf diese Weise unterstützt werden, biografisch bedeutsame Erfahrungen zu aktivieren, zu rekapitulieren und zu verarbeiten. Außerdem kann Musizieren, verstanden als komplexe menschliche Informationsverarbeitung, ältere Patienten dabei unterstützen, ihre kognitiven Fähigkeiten zu trainieren, weil insbesondere beim gemeinsamen Musizieren, ein großer Teil des sensomotorischen Zusammenhangs und weiterer neurokognitiver Prozesse in Anspruch genommen werden. Nicht zuletzt können die spezifischen gedächtnistrainierenden Methoden der neurologischen Musiktherapie bei den unterschiedlichsten Erkrankungen alter Menschen zum Einsatz gebracht werden.

4.4.5 Kommunikationsmodulation (I – interpersonal communication modulation)

> *„Musik tritt häufig als interpersonale nonverbale Kommunikation auf. Gemeinsames Musizieren birgt das Potential in Kommunikation zu treten, ohne zu sprechen. Sie ist gemeinschaftsbildend, wenn sie auf den Volksfesten fast aller Völker die Menschen einlädt, sich in die Gemeinschaft einzubringen. Viele ethnologische Beispiele dafür liegen vor. Musik wird als gemeinsamkeitsstiftende Erfahrung auf Konzerten und in Jugendgruppen erlebt. Besonders Jugendliche nutzen häufig das Medium Musik, um Gemeinsamkeit und Zusammengehörigkeit zu erleben und sogar, um eine Identität in ihrer Peergruppe zu entwickeln. Es geht hier einerseits um Musik in Dyaden und Kleingruppen, die typisch für musiktherapeutische Anwendungen sind, aber auch um Großgruppen oder sogar Menschenmassen. Sportfans kommunizieren miteinander über Fangesänge sowie gemeinsames rhythmisches Singen und transportieren so Unterstützung und Rückhalt für die favorisierte Mannschaft. Auch hier spielen Nationalhymnen und Militärmusik eine Rolle, wenn diese Art der Musik Menschen zu gemeinsamen Handlungen bewegt" (Hillecke & Wilker, 2007, 77–78).*

Akustische Kommunikation ist nicht nur beim Menschen zu beobachten sondern auch im Tierreich. Was allerdings noch nicht auf eine direkte Verbindung schließen lässt. Schon Darwin (1871/2004) nahm an, dass die Sprache und die Musik unterschiedliche Spezialisierungen einer Protosprache seien (Hillecke et al. 2012). Aber Sprache ist nicht Schrift, sie weist selbst viele, eher musikalisch zu beschreibende Aspekte auf (z.B. Intonation, Betonung) und auch die Parameter Takt, Rhythmus, Melodie, Konsonanz und Dissonanz können auf die gesprochene Sprache angewendet werden. Das heißt auch, dass diese musikalischen Aspekte der Sprache an der Bedeutungsvermittlung beteiligt sind. Nach Böhringer (2011) dient Sprache eher als semantisches Kommunikationsmittel für Information und Musik eher als Kommunikationsmittel für emotionale Inhalte. Somit könnte es in der Natur der Musik selbst liegen, interpersonelle Interaktions- und Kommunikationsprozesse zu modulieren. Damit Musik kommunikationsmodulierend wirksam werden kann, bedarf es der o.a. heuristischen Faktoren und mindestens eines Kommunikationspartners. Diese interpersonelle Situation, die mit Musikrezipieren und Musizieren einhergeht, ist zudem ein typisches Setting der Musiktherapie, wenn Therapeut und Patient(en) musikalisch interagieren. Der wesentliche Unterschied zum therapeutischen Gespräch ist, dass Patient und Therapeut sich gleichzeitig äußern und rezipieren, während der für das Gespräch günstigere Fall, die Abwechslung darstellt.

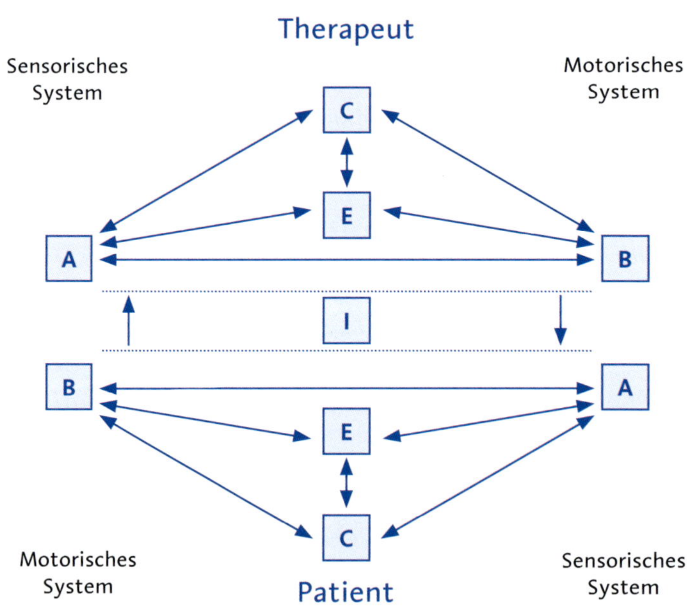

Abbildung 4.2: Schematische Darstellung des ABECI-Modells. A = Attention modulation, Aufmerksamkeitsmodulation; B = Behaviour modulation, Verhaltens-, Motorikmodulation; E = Emotion modulation, Emotionsmodulation; C = Cognition modulation, Kognitionsmodulation; I = Interpersonal communication, Kommunikationsmodulation, Interaction.

Es ist nicht allein die technische Applikation von Musik, die in der Musiktherapie zur Wirkung kommt, sondern das mit der Musiktherapie verbundene Beziehungsangebot. Musikalische Angebote des Therapeuten unterstützen den Aufbau, die Aufrechterhaltung und Gestaltung von zwischenmenschlichen Beziehungen. Musik ist bestens geeignet diesen interpersonalen Raum zu füllen. Dies belegen Ergebnisse aus der neurokognitiven Forschung, die von Kölsch (2012) unter dem Begriff „The Sevens Cs“ wie folgt zusammengefasst werden können:

- Contact: Wenn Menschen musizieren, kommen sie miteinander in Kontakt.
- Social Cognition: Musik beansprucht automatisch die soziale Kognition.
- Co-Pathy: Musik kann Kopathie aktivieren, indem sie hilft inter-individuelle emotionale Zustände homogener zu machen, was Konflikte mindert und die Gruppenkohäsion stärkt.
- Communication: Musik bedeutet immer auch Kommunikation.
- Coordination: Musik ist auch immer eine Art Koordination von Aktivitäten (z. B. zum Takt).
- Cooperation: Wenn mehrere Spieler beteiligt sind, beinhaltet Musik immer kooperatives Verhalten.
- Social Cohesion: Zusammengenommen führt Musik zu erhöhtem sozialen Zusammenhalt von Gruppen und kann die interpersonelle Bindung formen und aufrechterhalten.

Es ergibt sich ein immenses Potential für den Einsatz von Musik in geriatrischen Einrichtungen, um z. B. Gefühlen der Einsamkeit entgegenzuwirken oder wenig responsive zurückgezogene Patienten zu erreichen. Nicht nur, dass rezeptive Musik selbst auf einen Fürspieler verweist sondern auch dadurch, dass Musik Menschen in Kontakt bringen, ein emotionales Verstehen und die Zusammenarbeit unterstützen kann. Dies betrifft neben der musiktherapeutischen Beziehung zwischen Patient und Therapeut alle anderen Begegnungsoptionen. Die musikalischen Angebote von Musiktherapeuten sind neben ihrer musikalischen Wirkung als interpersonelle Mittler zwischen den Patienten, Pflegekräften und Angehörigen sowie den Musiktherapeuten zu verstehen. Wenn die Bewohner einer Pflegeeinrichtung zusammen mit ihren Angehörigen, angeleitet von Musiktherapeuten gemeinsam musizieren oder singen, kommunizieren sie. Sie interagieren auf komplexe Weise, treten in Kontakt, beachten sich gegenseitig, koordinieren oder synchronisieren ihre Bewegungs- und Handlungsmuster und werden eingeladen sich besser kennen zu lernen. Dieser Aspekt betrifft übergreifend alle Beteiligten, gleichwohl ob Patient, Angehöriger, Pflegepersonal oder Therapeut. Musik wirkt gemeinschaftsbildend auf Stationen und in Einrichtungen. Sie hat das Potential nachzuwirken, indem die Beteiligten sich auch nach der musiktherapeutischen Intervention noch weiter über das Erlebte austauschen. Damit hat Musiktherapie das Potential gegen Vereinsamung, soziale Isolation und Rückzugsverhalten wirksam zu werden.

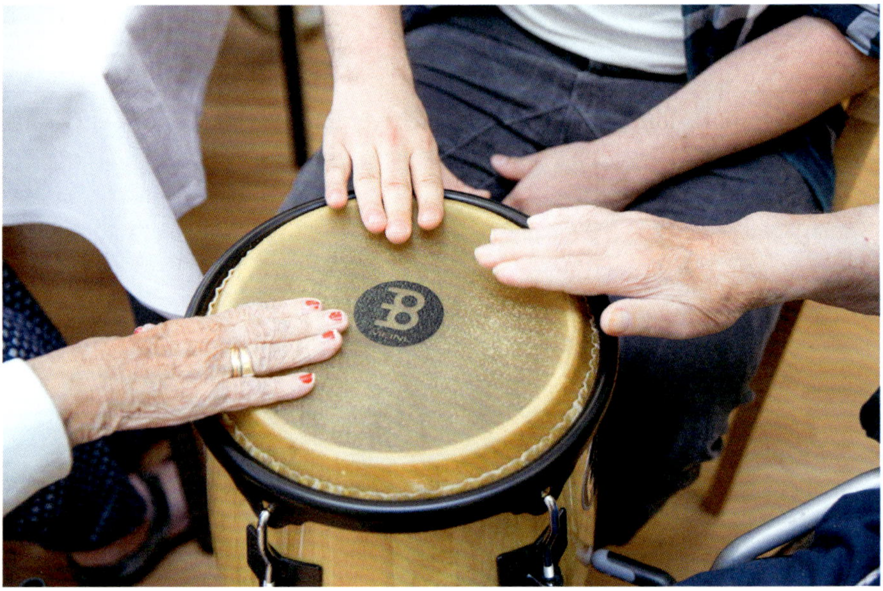

Abbildung 4.3: Gemeinsames musizieren ist Kommunikation und bringt Menschen in Kontakt.

4.4.6 Abschließende Bemerkung zu den heuristischen Wirkfaktoren

Für die Praxis scheint bei der Anwendung des heuristischen ABECI-Modells (Hillecke & Wilker, 2007) eine Kombination mit den „common factors" (Kap. 4.4) sinnvoll. Weil Musik als Phänomen selbst nicht in diese Einzelaspekte zerlegbar ist, muss berücksichtigt werden, dass Musiktherapiemethoden und Techniken nie Realisierungen von nur einem einzelnen heuristischen Wirkfaktor sein können. Musik ist häufig gleichzeitig aufmerksamkeits-, emotions-, kognitions-, verhaltens- und kommunikationsmodulierend wirksam. Vielmehr repräsentieren die einzelnen Modellbestandteile unterschiedliche Wirkaspekte der Musik im Sinne einer therapeutischen Zielsetzung und Methoden-, bzw. Technikenauswahl. Dabei ist es zumeist sogar günstig, dass Musik, z. B. als Mittel der neurologischen Intervention zur Unterstützung von Gangtraining, die Aufmerksamkeit auf sich zieht, Emotionen und Kognitionen aktiviert und die Kommunikation zwischen Patient und Therapeut unterstützt, obwohl der Verhaltensaspekt der Gehfähigkeit im Vordergrund steht. In der konkreten musiktherapeutischen Technik, wenn es um die Reduktion bestimmter Symptome oder die Aktivierung von Ressourcen und Kompetenzen geht, werden von Musiktherapeuten gerade jene Aspekte von Musik gezielt verwendet, die für die betreffende Zielsetzung relevant sind (z. B. Tempo-, Rhythmus- und/oder Lautstärkenmodulation, Liederauswahl nach den Kriterien der Bekanntheit oder emotiven Implikationen, rezeptiver oder aktiver Einsatz von Musik oder Gesang in allen möglichen Facetten). Vielleicht können diese heuristischen Wirkfaktoren, die Kluft zwischen therapeutischer Indikation und praktischer musiktherapeutischer Handlung sowie zwischen wissenschaftlich fundierter Musikwirkung und therapeutischer Anwendung überbrücken.

5 Der Musiktherapeut

Von Alexander F. Wormit, Michael Keßler & Sebastian Woytinnek

5.1 Ausbildungs- und Berufsstandards

Um professionell und fachkundig musiktherapeutisch zu arbeiten, ist eine fundierte Ausbildung erforderlich, die ausreichend Selbsterfahrung und Supervision umfasst. Empfehlenswert dafür sind erworbene Kompetenzen auf der Grundlage eines Musiktherapiestudiums (Wormit, 2016). Musiktherapeuten müssen fähig sein musikalisch-therapeutische Handlungen zur Beziehungsgestaltung situations- und patientengerecht einzusetzen. Zur Vertiefung bzw. Erweiterung der therapeutischen Kompetenzen sollten nach Abschluss der Ausbildung regelmäßige Weiterbildungen und Supervision zum Qualitätsstandard eines Musiktherapeuten gehören. Diese kontinuierliche Qualitätssicherung kann mittels Zertifizierung durch die Deutsche Musiktherapeutische Gesellschaft (2019b, c) zum/zur *Musiktherapeut/in DMtG* gesichert werden. Weiterführend empfiehlt sich zur ambulanten freiberuflichen Ausübung von Musiktherapie mindestens die beschränkte Heilpraktikererlaubnis für den Bereich Psychotherapie (Deutsche Musiktherapeutische Gesellschaft, 2019a).

Musiktherapeuten im geriatrischen Tätigkeitsbereich benötigen eine fundierte Ausbildung sowie fortlaufende Supervision und Weiterbildungen,

- um mit Patienten kongruent in Beziehung treten zu können (Kap. 5.2),
- um adäquat Instrumente und die eigene Stimme einsetzen zu können (Kap. 5.3),
- um Patienten in ihrem krankheitsveränderten Zustand zu verstehen,
- um sensibel mit musiktherapeutischen Indikationen und Zielen umgehen zu können (Kap. 6.2 & 6.3),
- um die eigene (musik-)therapeutische Arbeit reflektieren zu können (Selbsterfahrung),
- um angemessen auf die Bedürfnisse von Pflegekräften und Angehörigen eingehen zu können (Kap. 3.2 & 3.3),
- um sich mit dem Behandlungsteam (z. B. Ärzte, Pfleger, Physiotherapeuten) fachkundig und in Fachsprache austauschen zu können (Kap. 3.3 & 3.4) und
- um neue Erkenntnisse aus der Musiktherapieforschung in die Praxis mit einfließen lassen zu können (Kap. 4).

5.2 Grundlegendes Therapeuten- und Beziehungsverhalten

Die nachfolgend dargestellten Aspekte einer therapeutischen Begegnungshaltung sowie Gesprächstechniken sind übergreifend in allen musiktherapeutischen Anwendungsbereichen einsetzbar. Sie gehören zu einer professionellen Beziehungsgestaltung und zur Grundqualifikation von Musiktherapeuten.

Selbsterfahrung muss Bestandteil musiktherapeutischer Ausbildung sein. Hierbei sollen persönliche Themen (z. B. Probleme, Abwehrhaltungen oder Vorurteile) sowie spezifische Inhalte für den geriatrischen Tätigkeitsbereich (wie z. B. Umgang mit Alter, Spiritualität, Tod und Aspekte der Selbstfürsorge) musiktherapeutisch bearbeitet werden. Dies ermöglicht dem Musiktherapeuten eine professionell offene und wertschätzende Begegnung mit den Patienten (Kriz, 2001).

Eine berufsbegleitende Supervision ermöglicht die weiterführende Auseinandersetzung mit schwierigen biografischen Themen der zu betreuenden Generation wie Krieg und Nationalsozialismus, Verfolgung, Vertreibung oder Flucht, Kriegstraumata und der eigenen Betroffenheit davon. Empfehlenswert sind auch spezifische Weiterbildungen zu den Themen Sterben, Tod und Trauer.

5.2.1 Therapeutische Begegnungshaltung

In der therapeutischen Begegnung mit alten Menschen können die Therapeutenvariablen von Carl Rogers (1983) eine gute Basis bilden. Moreau (2019) fasst diese Begegnungshaltungen folgendermaßen zusammen:

Akzeptanz und Wertschätzung: Der Therapeut akzeptiert die Gefühle des Patienten gleichermaßen, unabhängig davon, ob der Patient von negativen, z. B. schmerzlichen, ängstlichen und anormalen Gefühlen oder von positiven, reifen, zuversichtlichen und sozialen Gefühlen berichtet. Dies erlaubt es dem Patienten seine Gefühle so auszudrücken, wie sie sind, und ermöglicht es ihm, diese auch zu verstehen.

- Ich verzichte auf wertende Äußerungen.
- Ich verzichte auf „Ja aber …"
- Ich zwinge meine Normen und Wertmaßstäbe nicht dem Patienten auf, sondern entwickle mit ihm die seinen.

- Ich habe eine tiefe Achtung vor dem individuellen Sosein des Patienten und verstehe ihn in seinem So-geworden-Sein, seiner Geschichte.
- Ich verbalisiere: „Ja, das kann ich verstehen ...“ oder eben: „Ja, unsereins kann das nur schwer verstehen, für Sie ist das wichtig: deshalb, erzählen Sie mir doch mehr davon ...“
- Ich achte auf meine innere Haltung und auf ihre Entsprechung in meiner Körperhaltung.

Echtheit und Selbstkongruenz: Der Therapeut bietet seine Persönlichkeit an, erlebt seine eigenen Gefühle und bringt diese in die Therapiesituation ein. Cohn (1999) spricht von „selektiver Echtheit“. Diese beinhaltet authentische Aussagen zu machen, die für die jeweilige Therapiesituation angemessen sind.

- Ich vermeide ein fassadenförmiges, maskenhaftes, routinemäßiges Verhalten.
- Ich spreche in der Ich-Form und verstecke mich nicht hinter Fragen.
- Ich bin offen und durchlässig für meine Gefühle, begegne diesen mit Wertschätzung und beachte meine Körpersignale.
- Wenn ich nicht echt und kongruent bin, fühle ich mich unwohl, meine Aussagen werden widersprüchlich, unklar, meine Beziehung zum Patienten zweideutig.

Empathie: Der Therapeut versucht einfühlend das innere Erleben des Patienten zu verstehen und innerlich nachzuvollziehen, d. h. den Schmerz oder die Freude des anderen zu empfinden, so wie er diese im Moment der therapeutischen Begegnung empfindet.

Ich melde die Gefühle und Empfindungen zurück, die ich beim Patienten gefühl- und erlebensmäßig in seiner Aussage herausgehört habe.

Übertragungsvorgänge: In der psychodynamischen Psychotherapie gehören die Kenntnis und die Arbeit an Übertragungsvorgängen zu den wichtigsten Bausteinen (Senf & Broda, 1997). Eine inhaltliche Vertiefung würde den Rahmen dieses Buches sprengen. Wichtig für Therapeuten ist das Bewusstsein für diese Beziehungsprozesse und eine adäquate Umgangsform damit.

- Übertragung: Wiederholung früherer Beziehungswünsche und -erlebnisse, die sich auf aktuelle Beziehungserfahrungen auswirken. D.h. der Patient überträgt in der therapeutischen Begegnung das z.B. schwierige Verhältnis mit einer Bezugsperson („dem undankbaren Schwiegersohn u.a.") auf den Therapeuten.
- Gegenübertragung: Der Therapeut reagiert mit eigenen Gefühlen und Fantasien auf die Übertragung des Patienten und nutzt diese als wichtige Erkenntnisquelle für den therapeutischen Beziehungsprozess.

5.2.2 Grundlegende Gesprächstechniken

Moreau (2019) differenziert übergreifende, stützende, empathische, strukturierende und konfrontierende Gesprächstechniken. Da in der geriatrischen Arbeit ein konfrontierendes Vorgehen seltener eingesetzt wird, wird auf dieses im Folgenden nicht eingegangen.

Stützende Techniken: Sie kommen für den Beziehungsaufbau sowie zur Aufrechterhaltung des therapeutischen Prozesses zum Einsatz. Sie werden v.a. zu Beginn des therapeutischen Gesprächs eingesetzt. Grundhaltung ist das *„aktive Zuhören"*. Der Therapeut versucht sich aktiv (verbal, emotional und nonverbal) auf den Patienten einzustellen, das Gesagte innerlich nachzuvollziehen. Er unterstützt ihn in dem, was der Patient sagen will.

Nonverbale Aspekte einer stützenden Gesprächshaltung sind: zugewandte Körperhaltung, dem Gegenüber angepasste Körperspannung und Aktivierung, Gestik, Mimik sowie Blickkontakt. Stützende verbale Gesprächstechniken sind z.B.:

- Paraverbale Äußerungen („Mhm, ahja, ok…")
- Ermuntern, auffordern („Erzählen Sie mal…")
- Weiterführen, erweitern („Und dann?")
- Nachfragen („Wie war das für Sie?")
- Pausen zulassen oder auffangen (z.B. durch Wiederholen der vorangegangenen Aussagen des Patienten)
- Bestätigen („Das finde ich gut.")
- Wiederholen („Sie meinten, dass…")
- Ermutigen („Gut, dass Sie das erwähnen…")

Empathische Techniken: Spiegeln von Gefühlen und Empfindungen geben dem emotionalen Prozess innerhalb der Therapie Raum. Sie werden immer dann eingesetzt, wenn Gefühle, Stimmungen, Atmosphärisches oder Wünsche in den Fokus des therapeutischen Prozesses rücken. In den künstlerischen Therapien, speziell in der Musiktherapie, wird statt von Spiegeln auch vom *Resonanz-geben* gesprochen. Empathische Techniken schließen am besten mit einer rückversichernden Frage ab.

Beispiele für Formen des Spiegelns

- Mittels Synonym (gleichartiger Begriff): „Das ist traurig für Sie, nicht wahr?“
- Formulieren eines Wunsches: „Sie sehnen sich sehr nach Kontakt zu anderen Menschen.“
- Kurzes Spiegeln: „Traurig, oder?“
- Konkretes Spiegeln: „Das treibt Ihnen die Tränen in die Augen.“
- Halbverbales Spiegeln: „Ja, mhm.“
- Nonverbales Spiegeln: Zeigt sich in „aktivem Zuhören“ durch emotionales Mitschwingen.
- Fragendes Spiegeln: „Ich frage mich, wie Sie das erleben.“

Strukturierende Techniken: Wenn z. B. Unsicherheit, Hilflosigkeit, Überforderung, Eskalation in der Therapiesituation entstanden sind oder drohen zu entstehen, sind Strukturhilfen notwendig, um Therapieinhalte zu bündeln und ggf. in eine neue Richtung zu lenken. Solche Strukturhilfen sind z. B.:

- Pause / Stopp einlegen (Zeit gewinnen)
- Rahmen festlegen (z. B. nur bestimmte Verhaltensweisen zulassen, Spielregeln festlegen, Rede- / Spielzeit einhalten ...)
- Beruhigen (auch: in Anforderungen einen Schritt zurückgehen)
- (Er-)Klären (wer, was, wie, warum ..., z. B. bei Unsicherheit zu Beginn, nach einer musiktherapeutischen Intervention, bei Zieldiffusität)
- Sichern (der Erkenntnisse / neuer Verhaltensweisen, z. B. Übung wiederholen)
- Stärken (z. B. Ressourcen, bestimmte Verhaltensweisen, Wahrnehmung ...)
- Nonverbale Signale (Präsenz zeigen, Körperspannung / Stimmfestigkeit erhöhen, um Führungsrolle zu unterstreichen / Sicherheit zu geben)

TIPP

Hinweis: Zu viele Nachfragen könnte der Patient als Ausfragen empfinden. In einer stützenden und strukturierenden Gesprächshaltung werden keine Ratschläge gegeben oder Deutungen angeboten.

5.2.3 Grundlegende musiktherapeutische Haltungen und Basisfähigkeiten

Während einer musikalischen Interaktion (Begegnung) mit dem Patienten im Einzel- oder Gruppensetting sollten folgende Haltungen verinnerlicht sein (Wormit, 2018):

1. Ich lasse dem Patienten und mir Zeit.
2. Ich fühle mich sicher auf dem Instrument, das ich spiele bzw. mit dem Lied, das ich singe. Ich spiele bzw. singe im Fluss, ohne nachzudenken und empfinde keinen Spielstress.
3. Meine persönliche Virtuosität steht im Hintergrund. Die eigene Spielweise sollte den Spielpartnern, Zuhörenden oder Singenden angepasst werden (Basisfähigkeit Anpassen).
4. Ich nehme eine einfühlende, motivierende und offene Haltung ein. Ich versuche, den Patienten nicht in eine Richtung zu zwingen und bleibe geduldig (Basisfähigkeit Synchronisation).

Entsprechend der beschriebenen Gesprächstechniken differenzieren Moreau et al. (2013) „stützende und empathische Fähigkeiten", die bei Wigram (2004) als musiktherapeutische Basisfähigkeiten zusammengefasst sind (Wormit, 2019). Für die therapeutische Ausgestaltung von Musik sollten vom Musiktherapeuten die Fähigkeiten zur „Synchronisation" und „Anpassung" grundlegend beherrscht werden.

Synchronisation: Der Therapeut gleicht sein musikalisches Spiel, dem des Patienten an und bringt es in Einklang (Moreau et al., 2013). Darüber hinaus kann sich Synchronisation sowohl im Gesichtsausdruck und in der Körperhaltung (Spielbewegung) als auch im Atemrhythmus oder Augenzwinkern entwickeln (Bruscia, 1987). Neben der musikalisch, nonverbalen Übereinstimmung können affektiv synchrone Momente entstehen, die Schumacher & Calvet (2007) als „inter-affektive Synchronisation" bezeichnen.

Ein musikalisches Spiel auf gleicher Wellenlänge unterstützt den Patienten, sich verstanden und angenommen zu fühlen. Der Therapeut spielt flüssig, entspannt, zwingt den Patienten in keine Richtung und übertönt ihn nicht (Moreau et al., 2013).

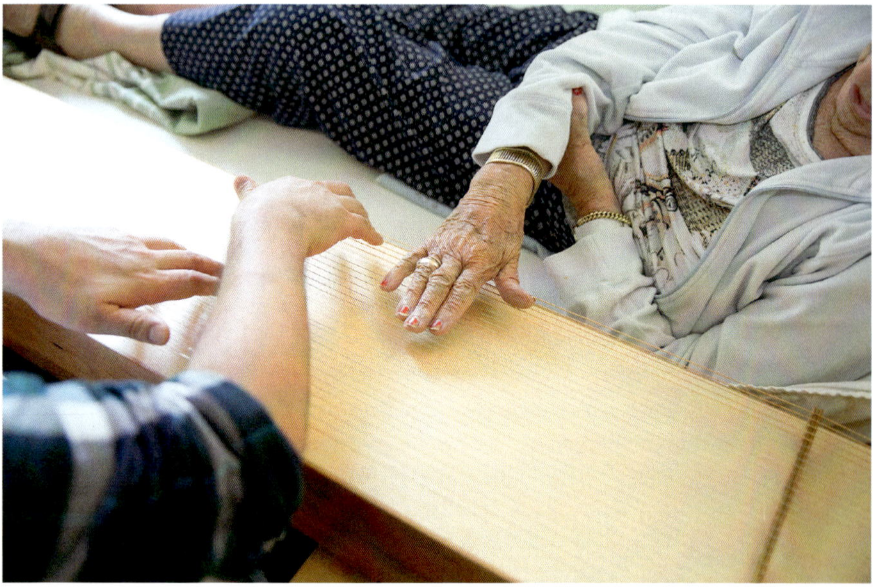

Abbildung 5.1: Das musikalische Spiel hilft dem Patienten dabei, sich verstanden und angenommen zu fühlen.

Anpassung: Um die bestmöglichste musikalische Synchronisation zu erreichen, greift der Therapeut die Spielweise (bzw. Singweise) des Patienten auf. Er orientiert sich am Ton (Stimm-) und Rhythmusmaterial sowie an Tempo, Dynamik, Form und Spielcharakter (Moreau et al., 2013). Mit dieser Basisfähigkeit sollte jede musikalische Interaktion (Begegnung) begonnen werden. Sie fördert den Beziehungsaufbau bzw. die Beziehung und die Entwicklung des emotionalen Ausdrucks des Patienten (Wigram, 2004).

Entsprechend der stützenden Gesprächstechniken dienen „stützend-musikalische Basisfähigkeiten" dem Patienten Zugang zu einer freieren musikalischen Gestaltung und zum persönlichen Erleben zu ermöglichen. Der Musiktherapeut nutzt dafür die musikalischen Elemente „Begleitung", „Fundament geben", „Imitation" sowie „Dialog".

Begleitung: Sie ist die nützlichste und bedeutendste stützende, musikalische Fähigkeit in musiktherapeutischen Interaktionen (Begegnungen). Die Begleitung empfiehlt sich, wenn sich eine musikalische Grundstruktur beim Patienten etabliert hat oder wenn dieser besonders eigenständig und solistisch spielt und/oder singt (Moreau et al., 2013; Wigram, 2004).

Der Musiktherapeut sollte in der Lage sein z.B. am Klavier, an der Gitarre oder an Perkussionsinstrumenten eine harmonische und/oder rhythmische Begleitung zu gestalten, die die Spielweise des Patienten untermalt. Wigram (2004) empfiehlt:

- Einfache, sich wiederholende Begleitformen,
- kurze harmonische oder rhythmisch, stützende Abfolgen,
- kontinuierliche, stabile Weiterführung der Begleitung, auch wenn Veränderungen im Spiel oder Gesang des Patienten vorkommen,
- Sensibilität für Pausen oder kleine Entwicklungen im Spiel oder Gesang des Patienten.

Fundament geben: Zeigt der Patient Unsicherheiten im musikalischen Spiel oder Gesang, bietet sich ein fundamentgebendes Gerüst an (Moreau et al., 2013). Beispiele für musikalische Fundamente sind (Wigram, 2004):

- Tonales Fundament: Oktaven oder Quinten im Bass
- Rhythmisches Fundament: gleichmäßiger Puls auf einer Trommel
- Harmonisches Fundament: tonaler Rahmen unter Verwendung von Tonika und Dominante
- Kombination der o.g. Fundamente in Form eines einfachen Ostinatos

Imitation: Der Musiktherapeut ahmt die Spielweise des Patienten musikalisch nach, in dem er dessen rhythmische oder melodiöse Motive wiederholt. Imitation ist aber nur möglich, wenn der Patient dem Therapeuten Platz (Pause) dafür lässt (Moreau et al., 2013; Wigram, 2004). Bei körperlich und geistig stark eingeschränkten Patienten kann dieses musikalische Material für den Kontakt- und Kommunikationsaufbau förderlich sein. Insgesamt sollte die Imitation sensibel eingesetzt werden, da sich Patienten möglicherweise veralbert fühlen können. Bei Patienten mit Wahnvorstellungen oder Ängsten ist sie nicht zu empfehlen.

Dialog: Der musikalische Dialog fokussiert auf den nonverbalen, zwischenmenschlichen Austausch zwischen Patient und Musiktherapeut. Aspekte wie

Mimik, Gestik, Körpersprache und musikalischer Ausdruck stehen dabei im Vordergrund. In musikalischen Interaktionen können abwechselnde oder freifließende Dialoge eingesetzt werden (Wigram, 2004):

- Abwechselnder Dialog: Im gemeinsamen musikalischen Spiel wechseln sich Therapeut und Patient ab, indem sie musikalische und gestische Signale aussenden und wahrnehmen. Die Spielpartner müssen in ihrem Spiel Pausen lassen, damit der andere dialogisch reagieren kann.
- Frei-fließender Dialog ohne Unterbrechung: Therapeut und Patient nehmen während des musikalischen Spiels Ideen (Motive) und Dynamik wahr und tauschen diese aus ohne eine Pause im musikalischen Prozess entstehen zu lassen.

Je höher der Grad der Synchronisation und der Anpassung im musikalischen Spiel ist, desto mehr wird die aktuelle Stimmungslage des Patienten aufgriffen und kann dadurch, auch in Bezug auf Haltungen und Gefühle, erweitert werden. Der Musiktherapeut nutzt seine *„empathischen Fähigkeiten“* um den emotionalen Zustand des Patienten musikalisch zu fokussieren. Er verwendet dafür die Fähigkeiten „Teilen“, „Halt geben“, „Zusammenhalten“ sowie „Spiegeln“ (Moreau et al., 2013).

Teilen: Der Musiktherapeut fühlt sich in den musikalischen Gefühlsausdruck des Patienten ein. Er passt sich dabei an die Intensität und Färbung der Musik an und zeigt damit sein emotionales Mitfühlen und Verständnis (affektive Synchronisation).

Halt geben: Ein stützendes, fundamentgebendes Spiel des Musiktherapeuten gibt der musikalischen Ausdruckgestalt des Patienten Halt.

Zusammenhalten: Entsteht während des musikalischen Spiels ein heftiger Gefühlsausbruch bleibt der Musiktherapeut klar und sicher in seiner Begleitung bzw. bei seinem Fundament. Er passt sich an die Dynamik des Patienten an und hält diese zusammen, ohne sie zu verstärken oder abzuschwächen.

Spiegeln: Der Musiktherapeut spiegelt das musikalische Spiel, die Körpersprache sowie den Ausdruck des Patienten. Dadurch erkennt der Patient sein eigenes Erleben und Verhalten in dem des Musiktherapeuten. Er erhält dadurch das Gefühl mit dem Therapeuten musikalisch, körpersprachlich und emotional auf gleicher Ebene zu sein (inter-affektive Synchronisation).

Während im therapeutischen Gespräch in der geriatrischen Arbeit ein konfrontierendes Vorgehen selten erforderlich ist, können musikalisch, *„konfrontierende Fähigkeiten"* im Sinne der Aktivierung von Patienten eingesetzt werden. Um Verhaltensänderungen zu fördern, kann der Musiktherapeut dafür z. B. die musikalischen Elemente *„Intensivieren"* und *„Veränderung einführen"* einsetzen (Bruscia, 1987; Moreau et al., 2013).

Intensivieren: Der Musiktherapeut steigert in seinem musikalischen Spiel Dynamik, Tempo, rhythmische und/oder melodiöse Intensität. Der Patient kann dadurch körperlich und emotional aktiviert werden.

Veränderung einführen: Der Musiktherapeut führt neue rhythmische, harmonische oder melodische Motive ein (z. B. Wechsel der Tonart, des Rhythmus) und setzt sein musikalisches Spiel in der veränderten Weise fort. Erstarrtes oder absentes Verhalten vom Patienten kann so ggf. durchbrochen werden.

5.2.4 Musiktherapeutische Techniken

Tabelle 5.1 zeigt die Einteilung in improvisatorische (aktive), rezeptive, re-kreative und produktive Techniken, die sowohl in der Einzel- als auch Gruppenmusiktherapie übergreifend eingesetzt werden können (Moreau et al., 2013; Wormit & Schmidt, 2019).

Tabelle 5.1: Improvisatorische, rezeptive, re-kreative und produktive Techniken der Musiktherapie (Wormit & Schmidt, 2019).

Improvisatorische (aktive) Techniken	Rezeptive Techniken	Re-kreative Techniken	Produktive Techniken
▪ Musikzentrierte Improvisation (muikalisches Regelspiel) ▪ Themenzentrierte Improvisation (Situationslied) ▪ Freie Improvisation ▪ Musikalische Rollenspiele (übungs- oder Konfliktzentriert)	▪ Freie rezeptive Intervention ▪ Musikalisches Wunschkonzert ▪ Musikalische Biografiearbeit ▪ Themenzentrierte, rezeptive Intervention ▪ Musikalisches Fürspiel ▪ Einfache Klangintervention	▪ Singen von Liedern ▪ Nachspielen von Liedern (Bandarbeit)	▪ Lieder komponieren

Improvisatorische (aktive) Techniken: Im Gegensatz zur „*musikalischen* Improvisation“, in der auf musikalische Stile und deren musikalische Parameter zurückgegriffen wird, fokussiert die „*musiktherapeutische* (*klinische*)“ Improvisation eine vertrauensvolle und unterstützende Umgebung, die sich nach den Bedürfnissen des Patienten richtet (Wigram, 2004). Der Patient musiziert gemeinsam mit dem Musiktherapeuten. Er benötigt dabei keine instrumentalen und/oder gesanglichen Kompetenzen. Im Vordergrund steht die Kreativität, Flexibilität und Ausdruckfreude. Aktive Techniken unterstützen das Beziehungs- und Gemeinschaftserleben (Moreau et al., 2013):

- **Musikzentrierte Improvisation (Musikalisches Regelspiel):** Diese Technik beinhaltet ein musikalisches Regelspiel, das eingesetzt werden kann, wenn die Therapie beginnt, wenn wenig Reflexionsmöglichkeiten vom Patienten vorhanden sind oder wenn Strukturhilfen benötigt werden, um in das, i.d.R. ungewohnte, musikalische Spiel hineinzufinden. Der Therapeut bietet eine musikalische Spielregel für die Improvisation an. Rhythmusorientierte Regeln bieten Struktur und Halt, dynamikorientierte Vitalität und Spannungsabbau. Klangzentrierte Regeln ermöglichen das Entstehen von Bildern und Fantasien. Weitere Vorschläge für Regelspiele können unter https://mt-spiele.hpage.com (Severic et al. 2019) abgerufen werden. *Die ausgewählten Spielregeln sind an die Möglichkeiten der Patienten anzupassen, da z.B. demente Menschen verbale Aufforderungen/Anleitungen aufgrund kognitiver Defizite unterschiedlich gut nachvollziehen können.*
- **Themenzentrierte Improvisation (Situationslied):** Ein im therapeutischen Gespräch herausgearbeitetes Thema (z.B. innere Bilder, Gefühle oder Stimmungen) wird musikalisch ausgearbeitet. Nach der Improvisation werden die in der Musik entstandenen Aspekte des Themas besprochen, reflektiert und, je nach Therapiesituation, weiterentwickelt.
  Aus der aktuellen Therapiesituation heraus können sich aus Themen und Inhalten spontan frei gestaltete Lieder entwickeln. Woytinnek (2018) unterscheidet drei Arten: Situationslieder, die aus dem Moment entstehen; bekannte Lieder mit frei gestalteten Textteilen und wiederkehrende Lieder mit Ritualfunktion (z.B. Begrüßung-, Anzieh-, Entspannungs- oder Abschiedslied). *In der therapeutischen Begegnung mit Patienten sollte diese Technik ressourcenaktivierend eingesetzt werden.*
- **Freie Improvisation:** In dieser Technik wird weder eine Spielregel, ein Instrument noch ein Thema festgelegt. Der Therapeut und der Patient überlassen sich ihren spontanen Einfällen und ihrem inneren Erleben. Die freie Improvisation kann dazu eingesetzt werden Themen für die Therapiestunde zu entwickeln. *In der therapeutischen Begegnung mit Patienten sollte diese Technik erlebnisaktivierend eingesetzt werden.*

- **Musikalische Rollenspiele:** Sie bieten sich zur Bearbeitung von zwischenmenschlichen Problemen sowie zur Erweiterung sozialer Verhaltensweisen an. Moreau et al. (2013) differenzieren in problem- bzw. konfliktorientierte und übungszentriert-strukturierte Rollenspiele. *Diese Technik wird in der Arbeit mit alten Menschen nicht angewandt.*

Rezeptive Techniken: Der Patient hört Musik, die von einem Gerät wiedergegeben oder die vom Therapeuten live gespielt wird (Moreau et al., 2013):

- **Freie rezeptive Intervention:** Der Therapeut spielt für den Patienten oder die Gruppe. Die von ihm wahrgenommene emotionale Stimmung wird musikalisch vertont und stellvertretend zum Ausdruck gebracht. *Diese Technik bietet sich in der therapeutischen Begegnung als Einstiegs- oder Schlussangebot sowie als Form des Innehaltens an.*
- **Musikalisches Wunschkonzert/musikalische Biografiearbeit:** Der Patient wählt ein Musikstück bzw. Lied, das er gerne mag. Nach gemeinsamem Anhören oder Singen des Liedes durch den Musiktherapeuten wird im therapeutischen Gespräch dessen Bedeutung herausgearbeitet. Im Falle einer biografischen Gesprächsvertiefung werden besonders bedeutsame Lebensabschnitte bearbeitet. *Das Wunschkonzert wird in der therapeutischen Begegnung mit Patienten ressourcenorientiert eingesetzt, das biografische Arbeiten erlebnisorientiert.*
- **Themenzentrierte rezeptive Intervention:** Im therapeutischen Gespräch entstandene Themen können vom Patienten gehört und erlebt werden. Thematisch handelt es sich dabei um, z.B. Entspannungs-, Wohlfühl- oder Naturbilder. Gemeinsam mit dem Patient werden die musikalische Spielweise des Therapeuten sowie das Instrument festgelegt. *In der therapeutischen Begegnung mit Patienten sollte diese Technik erlebnis- und ressourcenaktivierend eingesetzt werden.*
- **Musikalisches Fürspiel:** Der Therapeut und/oder die Gruppe spielt einfühlsam für einen Patienten. Derjenige, für den gespielt wird, legt eine wohltuend, unterstützende Spielweise an ausgewählten Instrumenten (z.B. Klang, Stimmung, Tempo, Lautstärke) fest. *In der therapeutischen Begegnung mit Patienten sollte diese Technik ressourcenaktivierend in schwierigen (Therapie-)Situationen eingesetzt werden.*
- **Einfache Klangintervention:** Der Patient hört einen vom Therapeuten ausgewählten Klang (z.B. Klangstab, Klangschale). Er geht seinen durch den Klang ausgelösten körperlichen, emotionalen sowie imaginativen Prozessen nach. *Diese aufmerksamkeitsfördernde Technik kann in der therapeutischen Begegnung mit Patienten als Einstiegsangebot oder als Vorbereitung zu einer anderen musiktherapeutischen Technik angeboten werden.*

Re-kreative Techniken: Der Patient macht gemeinsam mit dem Musiktherapeuten Musik. Er nutzt dabei seine vorhandenen instrumentalen und/oder gesanglichen Fähigkeiten, um Lieder oder Musikstücke künstlerisch vorzutragen (Moreau et al., 2013; Laes, 2015):

- **Singen von Liedern:** Der Patient wählt ein Lied aus, das er gerne singen möchte. Lieder können aber auch vom Therapeuten vorgeschlagen werden. Falls der Patient nicht mitsingen kann, hört er nur zu (musikalisches Wunschkonzert). Nach gemeinsamem Singen (oder dem Anhören) des Liedes können im therapeutischen Gespräch dessen Bedeutung herausgearbeitet und ggf. bedeutsame Lebensabschnitte vertieft werden (musikalische Biografiearbeit). *In der therapeutischen Begegnung mit Patienten sollte diese Technik erlebnis- und ressourcenaktivierend eingesetzt werden.*
- **Bandarbeit:** Die Patienten erarbeiten zusammen mit dem Therapeuten Lieder oder Musikstücke (z.B. Volkslieder, Schlager oder selbst komponierte Lieder). Dabei lernen sie die Instrumenten- und/oder Singstimme für die Interpretation des Liedes. Bereits vorhandene Spielfähigkeiten an einem Instrument bzw. Singfähigkeiten können genutzt bzw. aktiviert werden. *Diese Technik sollte ressourcen- und gruppenfördernd eingesetzt werden.*

Produktive Techniken: Der Patient musiziert gemeinsam mit dem Musiktherapeuten. Er kann dabei seine vorhandenen instrumentalen und/oder gesanglichen Fähigkeiten einsetzen, um Lieder oder Musikstücke selbst zu komponieren (Moreau et al., 2013, Baker, 2015):

- **Lieder komponieren:** Der Therapeut kreiert mit den Patienten Liedtexte und/oder Musik. Diese können notiert oder auch aufgenommen werden. *Im Fokus stehen die Bedürfnisse oder Bewältigungsprozesse der Patienten.*

Spezifische Techniken der Neurologischen Musiktherapie (NMT): Die Neurologische Musiktherapie nach Thaut & Hoemberg (2014) setzt sich aus standardisierten Techniken für die Bereiche Sensomotorik, Kognition sowie Sprache/Sprechen zusammen. Sie wird bei neurologischen Krankheitsbildern funktional angewandt. Folgende Techniken aus der NMT können in die Arbeit mit Patienten intergiert werden (Geipel & Weller, 2018; Nolden, 2018):

- **Rhythmic Auditory Stimulation (RAS):** Diese Technik unterstützt das Zusammenspiel zwischen Sensorik und Motorik. Sie ist besonders geeignet bei Bewegungen, die von sich aus rhythmisch sind (wie z.B. das Gehen). Das Hören von sehr rhythmischer Musik beim Gehen kann zu einem stabileren Gangbild führen.
- **Patterned Sensory Enhancement (PSE):** PSE nutzt nicht nur den Rhythmus, sondern verwendet Melodie, Harmonie und Dynamik, um zeitliche, räumliche und kraftbezogene Bewegungen (wie z.B. Arm- oder Schulterkreisen) zu verbessern. Sie hat einen positiven Einfluss auf die Grobmotorik.
- **Therapeutic Instrumental Music Performance (TIMP):** Musikinstrumente werden räumlich zugeordnet, um funktionale Bewegungsmuster (wie z.B. Seitwärtsbewegung im Sitzen, Gewichtsverlagerung im Sitzen oder Stehen) zu unterstützen. Der Patient ist musikalisch aktiv und übt die Bewegung. Der Therapeut kann für diese Übung rhythmisch einfache Lieder (z.B. Volkslieder oder Schlager) einsetzen, die dem Patienten vertraut sind.
- **Therapeutisches Singen (TS):** Das Singen von Liedern spricht die allgemeine Sprech-, Sprach- und Atemfunktion an und kann die natürliche Sprechstimme sowie das willkürliche Sprechen fördern.

5.3 Musiktheoretische, instrumentale und stimmliche Fähigkeiten

Mit musiktheoretischen Kenntnissen auf D2-/D3-Niveau (Beck & Bauser, 2012) sollte ein grundlegend ausgebildeter Musiktherapeut vertraut sein.

Der Musiktherapeut sollte mindestens auf einem Instrument eine fortgeschrittene Spielfähigkeit besitzen. Darüber hinaus sind für den Einsatz der musiktherapeutischen Techniken, Basiskompetenzen am Klavier (Wigram, 2004), an der Gitarre (Meyer et al., 2010) und an Perkussionsinstrumenten (Keemss, 2010) erforderlich, wie z.B.:

- Sicherheit im Spielen von einfachen Melodien, Tonarten und Rhythmen (auch beim Spielen vom Blatt),
- stabile und ausdrucksvolle Akkord- und/oder Rhythmusbegleitung von Liedern oder Musikstücken,
- sichereres spontanes und ausdrucksvolles Spiel ohne Noten und
- Kenntnisse in der Handhabung und Pflege der Instrumente.

Entsprechend der Instrumentalkenntnisse sind ähnliche Fähigkeiten für die Singstimme wichtig, wie z. B.:

- sicheres Singen von einfachen Melodien (vom Blatt singen wünschenswert, aber nicht erforderlich),
- stabiles und ausdrucksvolles Singen von Liedern oder Musikstücken,
- Sicherheit im spontanen Ausdruck der Stimme (Stimmgeräusche, Lautieren etc.) und
- Kenntnisse in der Handhabung der Stimme (Körperhaltung, Atmung, Einsingübungen etc.).

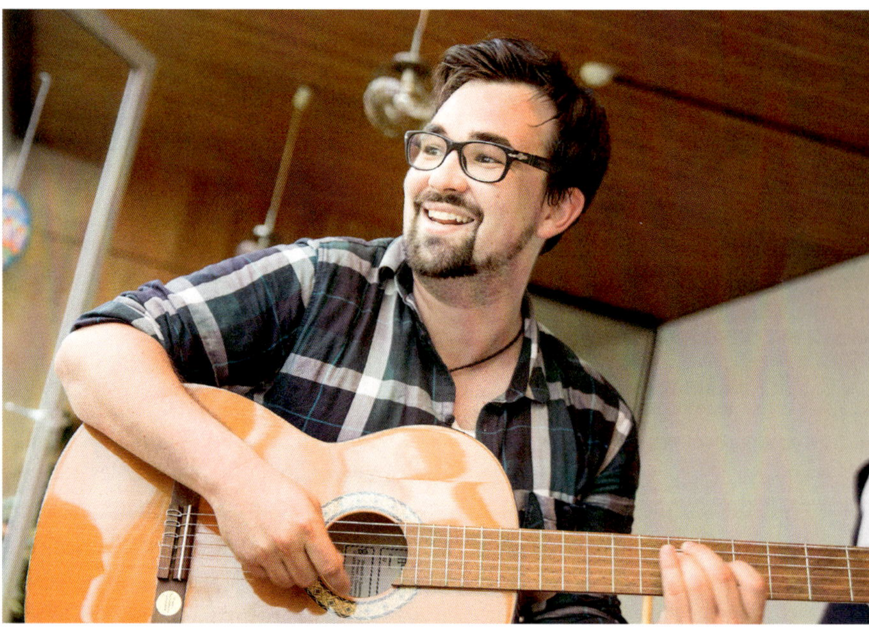

Abbildung 5.2: Der Musiktherapeut sollte Basiskompetenzen an der Gitarre besitzen.

5.4 Besonderheiten in der Arbeit mit alten Menschen

5.4.1 Innere „hilfreiche“ Haltungen

Speziell für die Arbeit mit alten und/oder schwerstkranken Menschen (z. B. Arbeit am Bett, Dauer der Sitzung bzw. Behandlung) sind folgende innere Haltungen nach Baumann & Bünemann (2009) bedeutsam und sollten internalisiert werden. Sie sind daher in ICH-Form beschrieben:

Aufsuchen: Meine aufsuchende Haltung ist bei jeder Kontaktaufnahme mit dem Patienten notwendig. Ich betrete einfühlsam und neugierig das Krankenzimmer und bin offen für die Entscheidung des Patienten für oder gegen eine musiktherapeutische Begegnung. Ich respektiere die krankheitsbedingt eingeschränkte Autonomie des Patienten und akzeptiere eine Ablehnung meines Angebots.

Absichtsvolle Absichtslosigkeit: Meine absichtslose Haltung hilft mir meine Ziele bzw. Ideen, die dem Patienten in seiner aktuellen Verfassung helfen könnten, zu verwerfen, wenn diese vom Patienten nicht angenommen werden. Damit verbunden respektiere ich, ähnlich wie in der aufsuchenden Haltung, die Autonomie des Patienten, die häufig in anderen Situationen eingeschränkt wird.

Fragmentarisches Arbeiten: Ich bin mir bewusst, dass aufgrund der Krankheitssituation der Patienten und der Länge der Aufenthaltsdauer (z. B. auf einer gerontopsychiatrischen Station) ein Therapieprozess nur bedingt entstehen kann. Ich verzichte auf tiefgreifende, aufeinander aufbauende (z. B. biografische) Themen. Ich akzeptiere mögliche Unterbrechungen des Stundenprozesses durch das Hinzukommen von Dritten wie z. B. Angehörige, Pflegepersonal oder durch plötzlich auftretende gesundheitliche Veränderungen. Ich gestalte in dieser Haltung jede musiktherapeutische Begegnung so, als könne sie die einzige bzw. letzte mit dem Patienten gewesen sein.

Flexibel sein in Raum und Zeit: Ich bin zeitlich und inhaltlich flexibel und orientiere mich im Hier und Jetzt an den Bedürfnissen und Wünschen des Patienten sowie dessen Angehörige (oder Besucher), wenn diese anwesend sind.

5.4.2 Verwirrte und dahin dämmernde Menschen

In Alten- und Pflegeheimen sowie auf geriatrischen Stationen begegnen Musiktherapeuten häufig verwirrte und/oder vor sich hindämmernde Patienten.

Im Umgang mit desorientierten alten Menschen kann sich an der Methode der Validation nach Feil (2013) orientiert werden, um körperliche und verhaltensbezogene Merkmale sehr alter Menschen zu erkennen und mit ihnen darüber sprechen zu können. Grundlagen bilden Aspekte und Bausteine der therapeutischen Begegnungshaltung (Kap. 5.2.1). Feil (2013) unterteilt vier Phasen der Aufarbeitung. Hierbei wird angenommen, dass sehr alte Menschen Lebensaufgaben in früheren Lebensphasen verleugnet oder nicht erkannt haben und vor ihrem Tod diese Aufgaben abschließen wollen. Folgende Aufarbeitungsphasen werden meist durchlebt:

Phase 1 Mangelhafte Orientiertheit (Frühere Konflikte werden in verschleierter Form ausgedrückt).
Phase 2 Zeitverwirrtheit (Die Realität wird losgelassen, Rückzug ins Innere).
Phase 3 Sich wiederholende Bewegungen (Bedürfnisse und Gefühle werden jetzt mit Bewegungen, nicht mehr mit Worten ausgedrückt).
Phase 4 Vegetieren (Völliger Rückzug ins Innere, die Person spricht nicht mehr und interagiert kaum noch mit der Umgebung).

Die o.g. Phasen sind nicht allgemeingültig und müssen für jeden hochbetagten Menschen individuell zugeordnet werden. Um eine offene, urteilsfreie und mitfühlende Begegnungshaltung zu erreichen, können 14 Validationstechniken verwendet werden. Im Folgenden werden die für den Musiktherapeuten wichtigen Techniken kurz zusammengefasst (Feil, 2013):

- **Bevorzugte Sinnesorgane erkennen und benutzen:** Das Kennen von bevorzugten Sinnesorganen (z.B. Seh-, Tast- oder Gehörsinn) kann helfen leichter Vertrauen aufzubauen. Ein Bevorzugen des Gehörsinns kann für den Musiktherapeuten ein wichtiger Anknüpfungspunkt sein.
- **Erinnern:** Mangelhaft orientierte Menschen (Phase 1) können Gegenwart und Vergangenheit unterscheiden. Sie können sich ggf. an Gefühle aus der Vergangenheit erinnern (wie z.B. „Was war der schönste/schlimmste Moment in Ihrem Leben?“). Die Verwendung der Worte immer oder nie können dabei helfen frühere Erinnerungen zu wecken (wie z.B. „War es schon immer so, dass Sie nur schwer einschlafen konnten?“).

- **Ehrlichen, engen Augenkontakt halten und berühren:** Verwirrte Menschen (Phase 2) oder Menschen in Phase 3 fühlen sich durch einen engen, direkten und anteilnehmenden Augenkontakt sicher und geliebt. Auch, wenn Menschen nicht mehr so gut sehen können, spüren sie genau, ob sie angeschaut werden. Weiter haben auch verwirrte Menschen das Bedürfnis, einen anderen Menschen zu spüren. Dabei ist es empfehlenswert, sich der Person von vorne zu nähern, damit diese nicht von einer unerwarteten Berührung erschreckt wird.
- **Mehrdeutigkeit:** Verwirrte Menschen oder Menschen, die im Stadium, der sich wiederholenden Bewegungen sind (Phase 2 & 3), benutzen häufig Wörter, die keinen Sinn ergeben. Wenn man diese Mehrdeutigkeit zulässt, kann man sich mit verwirrten Menschen austauschen, auch wenn man die Bedeutung nicht versteht. Wörter wie „er", „sie", „es", „jemand" oder „etwas" können unbekannte Wörter ersetzen.

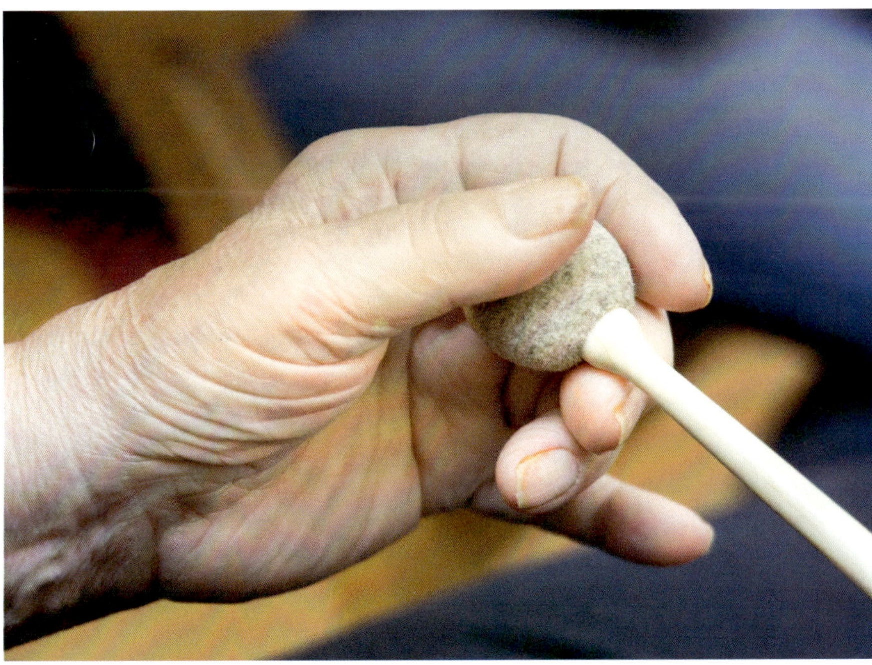

Abbildung 5.3: Die Kenntnis über bevorzugte Sinnesorgane, z.B. den Tastsinn, kann helfen, leichter Vertrauen aufzubauen.

Muthesius et al. (2010) befürworten es, einen Menschen mit einer fortgeschrittenen Demenzerkrankung in seinem Schlaf- oder Dämmerzustand zu belassen. Ist es nicht möglich ihn herauszulocken, akzeptieren wir sein Recht auf Apathie. Auch wenn der Zustand von außen schwer einschätzbar ist. Wie ist mit so einer Person im musiktherapeutischen Kontakt umzugehen? Wie man mit Schlafen, Dämmern oder Dösen umgeht, muss in der jeweiligen Situation entschieden werden. Folgende Fragestellungen können hilfreich sein (Muthesius et al., 2010):

- Gibt es eine Ursache für die Apathie?
- Liegt eine körperliche Erkrankung zugrunde?
- Handelt es sich um ein gewöhnliches Päuschen/Schläfchen zu dieser Tageszeit?
- Benötigt der Mensch die Phase des Rückzugs?
- Wie reagiert der Gegenüber auf Weckversuche?

5.4.3 „Immer wenn ich die Musik höre, denke ich an …“

Musik dient als Bindeglied zur eigenen Biografie und kann somit eine Brücke zu zurückliegenden Lebensphasen, Ereignissen und Empfindungen schlagen. Z. B.: „Immer wenn ich diese Melodie höre, denke ich an meinen ersten Kuss.“ In der geriatrischen Behandlung, insbesondere von demenziell Erkrankten, ist eine sorgfältige Biografiearbeit erforderlich. Nur biografisch bedeutsame Lieder bzw. Musikstücke haben einen positiven Einfluss. Sonst kann es zu Verwirrung und Frustration der Patienten kommen. Folgende Abklärung musikalischer Gewohnheiten werden empfohlen (Willig & Kammer, 2012):

- Welchen Musikstil und welche Musik bevorzugt der Patient?
- Welche Musikgewohnheiten hat der Patient?
- Welche musikalische Kompetenzen hat der Patient?
- Haben sich o. g. Aspekte biografisch verändert?

5.4.4 „Wo man singt, da lass dich ruhig nieder ..."

Woytinnek & Keßler (2018) messen dem Singen von Liedern im geriatrischen Setting wie in kaum einem anderen Setting einen hervorgehobenen Bestandteil des musiktherapeutischen Angebots bei.

Der Musiktherapeut ist durch seine Qualifikation besonders in der Lage empathisch auf die Patienten einzugehen, eine adäquate Singatmosphäre aufzubauen oder auf emotionale Situationen zu reagieren. Egal ob auf dem Stationsflur, im Gemeinschafts- oder in einem Extraraum: Wichtig ist eine kreisförmige Bestuhlung sowie die Schaffung einer ansprechenden und freundlichen Atmosphäre.

Rahmenbedingen abklären und schaffen: Für die Vorbereitung und Durchführung eines Singangebots ist auf Folgendes zu achten:

- Während im Rahmen einer geschlossenen Gruppe die Patienten bekannt sind, sollten bei offenen Angeboten, vorab Informationen vom Pflegepersonal oder den Angehörigen zu den Teilnehmern eingeholt werden. Dies dient der Einschätzung des Einzelnen zur angemessenen Gestaltung des Angebots (z.B. Grad der Demenz).
- Es sollte mit dem Pflegepersonal abgeklärt werden, ob Getränke gereicht werden können oder ob ein Patient vorab auf die Toilette gehen sollte.
- Absprachen mit dem Pflegepersonal treffen, wer für unerwartete Situationen, wie z.B. einen möglichen Toilettengang eines Patienten, gerufen werden kann.
- Angehörige sollten vor allem bei offenen Angeboten immer einbezogen und eingeladen werden, mitzusingen. Falls es nötig ist, Grenzen setzen und den Angehörigen bitten, die Unterhaltung mit der Mutter oder dem Vater später weiterzuführen.
- Alle Fernseher und Radios in den Räumen, in denen die Musiktherapie stattfindet, sollten ausgeschaltet werden.
- Bei einem Angebot auf dem Stationsflur, sollte bei bettlägerigen Patienten nachgefragt werden, ob sie gerne zuhören wollen oder nicht. Dementsprechend ist die Zimmertür zu öffnen oder geschlossen zu halten.
- Alle Teilnehmer sollten gleichberechtigt sitzen, auch wenn es bedeutet sie vor Beginn des Angebots noch einmal umzugruppieren. Der Musiktherapeut sollte darauf achten, „niemandem" den Rücken zuzudrehen.

Wo ist mein Musiktherapieraum? Da der Musiktherapeut auf der Station arbeitet und seine Interventionen i.d.R. im Zimmer, auf dem Stationsflur oder in Gemeinschaftsräumen anbietet, empfiehlt sich ein kleiner, mobiler Instrumentenwagen. Dementsprechend sollten die Instrumente nicht nur nach Handhabbarkeit und klanglicher Vertrautheit oder Bekanntheit, sondern auch nach Transportfähigkeit ausgesucht und eingesetzt werden:

- **Harmonieinstrumente**, wie z.B. Gitarre, Akkordeon, ggf. portables Klavier (Keyboard), für Einzelsettings evtl. auch Autoharfe oder Shrutibox.
- **Perkussionsinstrumente**, wie z.B. Maracas, Rasseln, Schellenkränze, Glockenbänder, kleine oder große Djembe und Handtrommeln mit Schlegel.
- **Melodieinstrumente**, wie z.B. Kinderharfe, Sansula, Xylophon, Metallophon, Glockenspiel oder Mundharmonika.
- **Klanginstrumente**, wie Klangstäbe, Klangschalen, Becken, Regenmacher und Körpertambura (Himmel & Erde).

Je nach Präferenz des Musiktherapeuten können ggf. Liederbücher sowie Musikwiedergabe- oder Musikaufnahmegeräte integriert werden.

Nur singen oder auch darüber sprechen? Bei einer Gruppengröße von bis zu zehn Patienten besteht die Möglichkeit auf einzelne Teilnehmer einzugehen. Bei mehr als zehn Patienten, steht alleine das Singen und damit verbunden die Auswahl von Liedern im Vordergrund. In diesem niederschwelligen Angebot kann weniger auf den Einzelnen eingegangen werden. Es steht das allgemeine Gruppenerleben im Vordergrund.

Wiederkehrende Rituale sind wichtig: Unabhängig von geschlossenen oder offenen Gruppen ist es sinnvoll bei häufigem Singen Rituale einzubeziehen:

- **Begrüßungslieder** (z.B. „Gut wieder hier zu sein“, „Kein schöner Land in dieser Zeit“) und **Abschlusslieder** (z.B. „Auf Wiedersehen“, „Nehmt Abschied Brüder“) können vom Musiktherapeuten eingebracht werden. Sie können aber auch aus dem Prozess heraus entstehen und sich ggf. auch verändern.
- Auch **Zwischenlieder** können ritualisiert für spezifische Situationen oder Patienten umgesetzt werden (z.B. eine Bewohnerin beginnt während des Angebots immer zu jodeln. Der Musiktherapeut reagiert darauf immer mit ihrem Lieblingslied, dem „Kufsteinlied“).

- Ritualisiert eingesetzt werden können auch immer **wiederkehrende Lieder**, deren Texte bzw. Textstellen Umdichtungen enthalten und von den Patienten eingebracht bzw. gerne gesungen werden (z.B. „Von den Blauen Bergen kommen wir…“).
- Als weitere Möglichkeit können ebenfalls immer **wiederkehrende Themen** ritualisiert werden (z.B. Wir gehen in den Wald, da ist doch der… „Kuckuck“ oder der „Jäger aus Kurpfalz“; Wir machen jetzt Urlaub, ab in den Schwarzwald: „Es steht eine Mühle im Schwarzwälder Tal“). Gerade für die Atmosphäre und Stimmungsregulation sind Zwischenlieder, umgedichtete Lieder oder Themenlieder wichtig und sollten vom Musiktherapeut aufgegriffen und wiederkehrend eingesetzt werden.

„…wer Gitarre spielt hat Glück bei den…“ Die meisten von uns kennen das Lied von Johannes Heesters (1941). „Man müsste Klavier spielen können, wer Klavier spielt hat Glück bei den Frauen…“. Für Singangebote gilt eher: Man sollte Gitarre spielen können! Klaviere sind natürlich nicht in jedem Gemeinschaftsraum oder überhaupt vorhanden. Mit der Gitarre ist der Musiktherapeut wesentlich flexibler, auch flexibler als mit einem Keyboard. Es empfiehlt sich immer einen Gitarrengurt umzuziehen. Somit kann sich der Musiktherapeut bewegen bzw. im Raum herumlaufen und dadurch bei Bedarf auf verwirrte und/oder vor sich hindämmernde Patienten eingehen bzw. sie ansprechen. Eine Gitarre mit lautem Klang, also mit Stahlseiten, kann auch von Vorteil sein. Grundlagen für eine sichere und stabile Gitarrenbegleitung sind:

- Sicheres Akkordspiel (Tipp: Den ersten Akkord als gemeinsame Basis vor Beginn eines Liedes anschlagen und klingen lassen bis die Gruppe anfängt zu singen).
- Varianz von Anschlagstechniken (z.B. zupfen, schlagen). Ein bewusst dynamisches Spiel befähigt auch zu einem flexibleren Umgang bei mehreren Strophen (lieddienliches Spiel).
- Wechselbassspiel und
- angenehme Tonart wählen, weil Patienten relativ tief singen (manche Lieder müssen eine Quart bis ggf. eine Sext tiefer transponiert werden).

TIPP

Ähnliche Möglichkeiten wie mit der Gitarre könnten auch mit dem Akkordeon umgesetzt werden.

Verwendung von weiteren Instrumenten während des Singens: Der Einsatz von Instrumenten sollte im Rahmen des Singens von Liedern nur punktuell angeboten werden. Einerseits können zusätzlich begleitende Instrumente einen vertrauensvollen Rahmen schaffen und Patienten mit musikalischer Vorerfahrung angeboten werden. Andererseits kann je nach Krankheitssituation (z. B. Tremor, Gehörprobleme) des Teilnehmers der Einsatz von Instrumenten das Singen eines Liedes oder das gesamte Angebot stören. Weiter können Patienten durch ein Instrument (z. B. Rassel) abgelenkt werden, sodass sie nicht mehr mitsingen. Bei Teilnehmern, die nicht singen können, kann eine Rassel sinnvoll sein. Aber nur wenn diese nicht zu laut gespielt und der Rhythmus gehalten werden kann.

Insgesamt empfiehlt es sich eher ohne Instrumente zu arbeiten. Eingesetzte Instrumente sollten klar begrenzt werden auf Patienten, die in der Lage sind adäquat zu begleiten oder nur für bestimmte Lieder oder Situationen eingesetzt werden.

Sprechstimme / Gesprächsthemen: Der Musiktherapeut sollte laut und deutlich sprechen, auch wenn sowohl schwerhörige als auch nicht schwerhörige Teilnehmer teilnehmen. Wenn es sich zwischen den Lieder ergibt, können Themen wie z. B. Familie, Heimat oder Krieg angesprochen werden, bei denen jeder Patient die Möglichkeit hat etwas beizutragen.

Anleitung von Singangeboten: Bossinger & Bossinger (2015) haben Aspekte für die Leitung von Singgruppen zusammengestellt, die im Folgenden für den geriatrischen Arbeitsbereich erweitert werden *(Ergänzungen der Autoren sind kursiv)*:

- Warmherzige, wertschätzende und annehmende Haltung gegenüber jedem Teilnehmer.
- Formulieren Sie Ihre Singangebote immer als Einladung zum Mitmachen. Lassen Sie es also auch zu, dass Teilnehmer pausieren oder *die ganze Zeit nur zuhören.*
- Humorvolle und lockere Form der Anleitung.
- Übernehmen Sie eine klare Führungsrolle, um den Teilnehmern Sicherheit zu vermitteln *(d.h. laut und deutlich singen, die allgemeine Melodieführung beachten, den Anfangspunkt einer Zeile deutlich setzen sowie Vorsicht bzgl. Mehrstimmigkeit, da dies vom Singen ablenken kann).*
- Es empfiehlt sich meist, ohne aufgeschriebene Texte und Noten zu arbeiten.
- *Gehen Sie auf Liedwünsche der Teilnehmer ein.*
- Achten Sie auf die Gruppensituation, die Atmosphäre und wählen Sie Lieder aus, die passend sind.

„Sie wünschen, wir spielen“: Je nach Gruppenzusammensetzung gibt es Patienten, die sich Lieder wünschen. Es kann aber auch passieren, dass niemand einen Wunsch äußert. Deshalb ist es immer gut, eine eigene Liedauswahl zu planen, die entsprechend der Gruppenaktivität innerhalb des Singangebots flexibel veränderbar ist. Manche Patienten erinnern bzw. wünschen sich immer das gleiche Lied. Wenn der Musiktherapeut dieses Lied singen möchte, kann derjenige gezielt angesprochen werden. Das hat häufig positive Auswirkungen auf den Patienten, der dadurch aktiv etwas zur Stunde beitragen kann. Es kann passieren, dass sich Patienten mit einer beginnenden Demenz auf Nachfrage des Musiktherapeuten das zuletzt gesungene Lied wünschen. In diesem Fall freundlich darauf hinweisen, dass das Lied soeben gesungen wurde. Wenn die Gruppe das Lied erneut singen möchte, kann es durchaus noch einmal wiederholt werden. Falls dem Musiktherapeuten ein Lied nicht bekannt ist, sollte das eingestanden werden. Vielleicht kann ein Gruppenmitglied das Lied / die Melodie vorsingen und der Therapeut kann mit einfachen Akkorden die Singenden begleiten. Wenn ein Text bzw. eine Strophe nicht mehr bekannt ist, empfiehlt es sich mit *lalala …* weiter zu singen.

Es ist immer sinnvoll zu fragen, welcher Interpret das Lied gesungen hat oder von wem das Lied geschrieben wurde. So kann es auch passieren, dass Patienten Geschichten zu den Liedern erzählen, wie etwa zu „Lilli Marlen“. Auch Schlager aus den 1950ern (z. B. „Marina“), Kirchenlieder (z. B. „Großer Gott, wir loben dich“), neuere Schlager (z. B. „Marmor, Stein und Eisen bricht“) sowie regionale bzw. Ortslieder (z. B. „Ich hab‘ mein Herz in Heidelberg verloren“) sind denkbar. Vorsichtig sein beim Singen eines Kanons: Je nach Gruppenzusammensetzung kann dies überfordern.

Für die Anleitung von Singangeboten empfiehlt es sich meist, ohne aufgeschriebene Texte und Noten zu arbeiten. Es ist grundsätzlich besser ohne Liederbücher zu arbeiten, da sonst die Teilnehmer darin herumsuchen und während des Singens auf das Buch schauen. So kann sich die Entwicklung eines Gemeinschaftserlebens schwierig gestalten. Die Verwendung von Liederbüchern setzt voraus, dass der Musiktherapeut vor Beginn jedes Liedes kontrolliert, ob die richtige Seite aufgeschlagen ist.

Das Liederrepertoire muss von jedem Musiktherapeuten eigenständig erarbeitet und weiterentwickelt werden! Zur Orientierung sind auf der nächsten Seite die Highlights aus dem Projekt *Musiktherapie 360°* zusammengestellt:

Großer Gott, wir loben dich / Von guten Mächten / Am Brunnen vor dem Tore / Ännchen von Tharau / Bunt sind schon die Wälder / Das Wandern ist des Müllers Lust / Die Gedanken sind frei / Du, du, liegst mir im Herzen / Ein Heller und ein Batzen / Ein Jäger aus Kurpfalz / Ich hab' mein Herz in Heidelberg verloren / Es klappert die Mühle / Es steht eine Mühle im Schwarzwälder Tal / Hoch auf dem gelben Wagen / Horch, was kommt von draußen rein / Das Lied von der Loreley / Im schönsten Wiesengrunde / Jetzt kommen die lustigen Tage / Lustig ist das Zigeunerleben / Mein Vater war ein Wandersmann / Muß i denn zum Städtele hinaus / Sah ein Knab ein Röslein stehen / Wahre Freundschaft / Wem Gott will rechte Gunst erweisen / Wenn alle Brünnlein fließen / Alle Vögel sind schon da / Komm lieber Mai / Ade zur guten Nacht / Der Mond ist aufgegangen / Guten Abend, gute Nacht / Kein schöner Land / Nehmt Abschied Brüder. Es gibt kein Bier auf Hawaii / Kufstein Lied / Heimweh / Seemann, deine Heimat ist das Meer / Wir lieben die Stürme / La Paloma / Rosamunde / Marina / Capri Fischer / Junge komm bald wieder / Lili Marleen / Tulpen aus Amsterdam.

Weiterführende Literatur:
Evangelische Heimstiftung (2002): Wo man singt, da laß Dich ruhig nieder: 139 Lieder zum gemeinsamen Singen.

6 Musiktherapeutischer Interventionskatalog

Von Alexander F. Wormit, Michael Keßler, Biljana Coutinho, Thomas K. Hillecke & Dorothee von Moreau

Die Konzeption und Implementierung eines musiktherapeutischen Interventionskatalogs (Tab. 6.1) für die Arbeit mit alten Menschen wurde innerhalb des vom Bundesministerium für Bildung und Forschung finanzierten Projekts *Musiktherapie 360°* (BMBF Programm SILQUA FH 2015) realisiert. Eine umfangreiche wissenschaftliche Literaturrecherche in internationalen und deutschen Datenbanken zeigte, dass insbesondere die in empirischen Studien dargestellten musiktherapeutischen Interventionen wenig umfangreich und aussagekräftig beschrieben waren. Dennoch konnte eine Vielzahl von Interventionsmöglichkeiten gefunden werden. Diese wurden anschließend nach Ähnlichkeiten untersucht und sortiert. Dabei entstanden die Angebotsbereiche *auf Station*, *im Zimmer*, *in einem Extraraum* und *als Freizeitangebot*. Die musiktherapeutischen Interventionen pro Bereich wurden in jeweils spezifisch ausgerichtete Einzelmodule unterteilt. Während die Einzelmodule *auf Station* milieutherapeutisch und *als Freizeitangebot* auf die Unterstützung der Stationskultur ausgerichtet sind, steht in den Angeboten *im Zimmer* und *in einem Extraraum* ein indikationsbasierter Ansatz im Vordergrund. In der Literaturrecherche gefundene Angaben zur Indikation wurden systematisiert und zusammengefasst.

Die Angebote in den Bereichen *auf Station* und *als Freizeitangebot* sind als offene Angebote konzipiert. Der Musiktherapeut muss sich darauf einstellen, dass jedes Angebot in einer anderen Gruppenzusammensetzung stattfindet. Die Teilnehmer bzw. die Teilnehmerzahl kann ständig wechseln. In einem geschlossenen Setting kann mit einem Patienten oder einer Gruppe kontinuierlich über eine längere Zeitperiode gearbeitet werden.

Tabelle 6.1: Musiktherapeutischer Interventionskatalog.

	Auf Station	Im Zimmer	In einem Extraraum	Als Freizeitangebot
Setting	offen	geschlossen	geschlossen	offen
Ansatz	milieutherapeutisch	indikationsbasiert	indikationsbasiert	kulturell
Zielgruppe	Patienten Angehörige Stationsteam	Patienten (ggf. Angehörige, Pflegepersonal)	Patienten	Patienten Angehörige Stationsteam (ggf. alle Mitarbeiter)
Ziele	situationsadäquate Atmosphäre	individuell ausgerichtet	gruppenspezifisch ausgerichtet	Lebensqualität & kulturelle Teilhabe
Intervention/ Techniken	Gestaltung des akustischen Milieus auf Station durch: ▪ improvisatorische, ▪ rezeptive sowie ▪ re-kreative Techniken	Einzelmusiktherapie am Bett oder Tisch unter Einsatz von: ▪ improvisatorischen, ▪ rezeptiven, ▪ re-kreativen, ▪ produktiven Techniken sowie ▪ Techniken der NMT	Gruppenmusiktherapie unter Einsatz von: ▪ improvisatorischen, ▪ rezeptiven, ▪ re-kreativen, ▪ produktiven Techniken sowie ▪ Techniken der NMT	musikalische Gestaltung des Stationslebens durch: ▪ re-kreative und ▪ produktive Techniken
Einzelmodule	▪ Flurmusik ▪ Hintergrundmusik (im Pflegealltag)	▪ Einzelmusiktherapie ▪ Singen im Zimmer ▪ Musik und Bewegung ▪ Lieder im Pflegealltag	▪ Gruppenmusiktherapie ▪ Singen in der Gruppe ▪ Musik und Bewegung ▪ Integration von Angehörige	▪ Veranstaltungen

Weiterführende Vertiefungen zu den in den Zielen genannten Wirkfaktoren finden sich in Kapitel 4, zu den musiktherapeutischen Techniken, zum Therapeutenverhalten sowie zu den Gesprächstechniken in Kapitel 5.

6.1 Milieuorientierte Musiktherapie auf Station

Seniorenbetreuungsangebote berücksichtigen die Schaffung von möglichst angenehmen und würdevollen Bedingungen und rücken die seelisch-emotionale Befindlichkeit in den Vordergrund. Milieutherapeutische Angebote fokussieren die Gestaltung einer adäquaten Lebenswelt in Langzeitpflegeeinrichtungen. Deshalb wird in vielen Einrichtungen auf eine senioren- und patientengerechte Umgebungsgestaltung wert gelegt, wie z. B. Raumaufteilung oder Raumfarbe. Ziel der milieutherapeutischen Angebote ist die Verbesserung des Wohlbefindens der Patienten (Sonntag, 2011).

Musiktherapie kann zur akustischen Gestaltung des Milieus in Alten- und Pflegeheimen sowie auf gerontologischen Stationen beitragen. Sie kann die allgemeine Stimmung auf dem Stationsflur, im Gemeinschaftsbereich oder im Speisesaal musikalisch aufgreifen und durch das Singen / Abspielen von ausgewählten Liedern oder freie rezeptive Interventionen positiv beeinflussen. In diese Angebote sind in der Regel auch Angehörige, Alltagsbegleiter und / oder das Pflegepersonal mit eingebunden.

Grundbedingungen zur Gestaltung des akustischen Milieus:

Teilnehmer / Häufigkeit & Dauer

- Es gibt keine Einschränkung in der Teilnehmerzahl. Die Teilnahme basiert auf Freiwilligkeit / Zustimmung.
- Die akustische Milieugestaltung kann täglich bis zu einmal wöchentlich angeboten werden. Die durchschnittliche Dauer liegt zwischen 15 und 60 Minuten.

Instrumente / zusätzliche Medien

- Gitarre, Akkordeon, Klavier (portables Klavier oder Keyboard), ggf. Melodieinstrumente (wie z. B. Flöte, Mundharmonika), ggf. Kleinperkussionsinstrumente (wie z. B. Rassel, Handtrommel, Tamburin).
- Musikwiedergabegerät, ggf. Liederbücher.

Indikation

- Hektik, Unruhe, Angespanntheit, Ängstlichkeit, Passivität sowie zeitliche und räumliche Orientierungslosigkeit von Patienten.

Übergreifende Ziele

- Steigerung des Wohlbefindens und
- Verbesserung der Stimmung.

Zur Gestaltung des akustischen Milieus kann der Musiktherapeut die Einzelmodule *Flurmusik* oder *Hintergrundmusik (im Pflegealltag)* einsetzen. Diese werden im Folgenden als konkrete, standardisierte Handlungsempfehlungen formuliert.

6.1.1 Flurmusik

Ziele (und verbundene musiktherapeutische Wirkfaktoren)

- Aktivieren von Wohlbefinden *(Emotions- und Aufmerksamkeitsmodulation)*,
- Reduzieren von Unruhe, Bedrücktheit, Angst, Besorgnis und Stresserleben *(Emotionsmodulation)*,
- Reduktion von sozialer Isolation, Orientierungslosigkeit *(Kommunikations- und Kognitionsmodulation)* sowie
- Förderung des Gemeinschaftserlebens *(Kommunikationsmodulation)*.

Musiktherapeutische Techniken

- freie rezeptive Intervention,
- Singen von Liedern und
- musikalisches Wunschkonzert.

Therapeutenverhalten / Gesprächstechniken

- Basisvariablen der therapeutischen Begegnungshaltung,
- aufsuchende Haltung und im Hier und Jetzt sein,
- stützende und strukturierende Gesprächstechniken,
- Anleitung von Singangeboten sowie
- Techniken der Validation und Umgang mit Schlaf- und Dämmerzustand.

Vorbereitung der Flurmusik:

1. Der Musiktherapeut kommt auf die Station bzw. in einen Gemeinschaftsraum und erfasst die Situation. Er achtet auf die allgemeine Stimmung.
2. Er informiert sich beim Pflegepersonal über die Patienten und spricht Zuständigkeiten ab, falls es während des Angebots zu unerwarteten Ereignissen kommen sollte, bei denen Unterstützung nötig ist.
3. Der Musiktherapeut hat zwei Möglichkeiten die Stationsstimmung musikalisch aufzugreifen:
   a) **rezeptives Angebot:** Auswahl stimmiger Musik bzw. Lieder, die von ihm gespielt, improvisiert und gesungen werden oder
   b) **re-kreatives Angebot:** Gemeinsames Singen von Liedern.

4 Bei seiner Musik- bzw. Liederauswahl kann der Musiktherapeut auch auf Anregungen von Patienten und/oder dem Pflegepersonal eingehen.
5 Nicht selbstständige oder bettlägerige Patienten werden vorab vom Musiktherapeuten aufgesucht und über das Angebot informiert. Wird eine passive Teilnahme im Sinne von Zuhören gewünscht, ist die Zimmertür offen zu halten.
6 Den Patienten auf dem Stationsflur, die nicht teilnehmen möchten, sollte vom Musiktherapeuten vorgeschlagen werden für die Dauer der Musik in ihr Zimmer oder ggf. in einen anderen zur Verfügung stehenden Gemeinschaftsraum zu gehen.

Durchführung des rezeptiven Angebots (3a): Der Musiktherapeut begibt sich auf den Stationsflur und sucht sich mit seinem Instrument einen stimmigen Platz. Patienten, die im Stationsflur sitzen, werden eingeladen der Musik zuzuhören. Der Musiktherapeut fühlt sich in die allgemeine Stimmung ein und setzt diese musikalisch um. Allmählich wird die bestehende Stimmung in eine andere musikalisch moduliert (z. B. von stressvoller über beruhigende, zu freudiger Musik bzw. Stimmung). Der Musiktherapeut kann dabei frei improvisieren oder auf bestehendes Musikrepertoire zurückgreifen.

Empfehlung zur freien rezeptiven Intervention

- Einsatz von portablem Klavier (Keyboard) oder Gitarre.
- Vorschlag für die Spielweise des Musiktherapeuten: Beginnend in einem situationsadäquatem Spiel (z.B. in einem moll-gefärbten Charakter bei Traurigkeit), erhält die Musik durch den Übergang in offene Klänge (Oktaven, Quinten oder Pentatonik) einen beruhigenden Charakter und kann mit einen positivem, freudigen Spiel in Dur enden.
- Länge der improvisierten Musik: mindestens 15 Minuten.

Empfehlung zum musikalischen Wunschkonzert

- Bei der Auswahl von Liedern oder Musikstücken sollte die Modulation in eine angenehme, positive Stimmung berücksichtigt werden. Traurige Lieder sollten eher fröhlich interpretiert werden.
- Lieder oder Musikstücke können vom Musiktherapeuten *live* vorgetragen oder von einem Musikwiedergabegerät abgespielt werden. Ersteres ist vorzuziehen, da der Musiktherapeut flexibler den Situationsanforderungen entsprechen kann.

Allgemeine Empfehlungen

- Die Patienten können aus ihrem Zimmer herauskommen und das Angebot aktiv auf dem Stationsflur aufsuchen.
- Ruft ein Patient aus dem Zimmer, kurz die Musik abrunden und die Pflege informieren oder ggf. selber nachschauen.
- Dahindämmernde, verwirrte und orientierungslose Patienten gut im Auge behalten und in schwierigen Situationen (z.B. ein Patient läuft ins Treppenhaus und will die Station verlassen) kurz die Musik unterbrechen, ihn ansprechen und bei Bedarf die Pflege informieren.
- Der Musiktherapeut kann aktiv zuhörende Patienten nach seinem Ermessen zur musikalischen Mitgestaltung (z.B. mit kleinen Rhythmusinstrumenten) einladen.
- Dieses Angebot empfiehlt sich auch in den Morgen- und Abendstunden oder bei besonderen Anlässen, z.B. Tod eines Patienten.

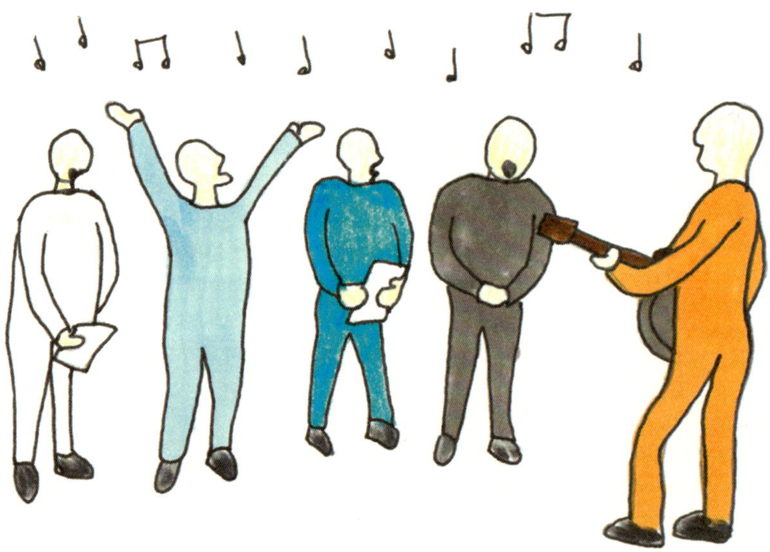

Abbildung 6.1: Die Flurmusik ermöglicht es auch Menschen, die nicht aktiv teilnehmen können, der Musik zu lauschen.

Durchführung des re-kreativen Angebots (3b): Sitzen Patienten bereits in einer Gruppe zusammen, kann der Musiktherapeut sich dazusetzen. Befinden sich die Patienten verteilt auf dem Stationsflur oder im Gemeinschaftsraum, kann der Musiktherapeut diese zusammenholen. Der Musiktherapeut kann auch mit einer Person zu singen beginnen und weitere Interessenten einladen, sich mit dazu zu setzen. Stimmen die Teilnehmer dem Singangebot zu, wird ein lockerer Stuhlkreis gebildet.

Passend zur situativen Stimmung beginnt der Musiktherapeut mit einem geeigneten Lied aus seinem Liederrepertoire. Er greift damit die Stimmung auf und ermöglicht deren Ausdruck. Mit den weiteren Liedern moduliert er diese Stimmung hin zu einer gelösteren Stimmung. Er leitet dabei das Angebot und wählt die Lieder entsprechend der Zielsetzung. Er berücksichtigt sowohl die aktiven als auch die passiven Teilnehmer aber auch Stationspersonal und evtl. Angehörige. Nach einem gesungen Lied dürfen entstandene Emotionen, Erinnerungen oder Themen von den Teilnehmern angesprochen werden. Der Musiktherapeut lässt dafür einfühlend Raum, ohne näher darauf einzugehen. Er leitet in seiner vorrangigen Rolle als Anleiter des Singangebots zum nächsten Lied über. Auf Liedwünsche kann er eingehen. Diese sollte er aber nur aufgreifen, wenn sie zur aktuellen Situation bzw. Zielsetzung passen. Angehörige, Pflegekräfte, Alltagsbegleiter können ggf. zum gemeinsamen Singen eingeladen werden.

Empfehlungen zum re-kreativen Angebot

- Einsatz der Gitarre als Begleitinstrument.
- Bei häufiger Durchführung: Einführung eines ritualisierten Begrüßungs- und Abschiedslieds.
- Je größer die Gruppe ist umso weniger ist es möglich, auf individuelle Bedürfnisse oder Themen einzugehen.
- Patienten, die die Gruppe stören, sollten entweder dazu angeregt werden, die Singgruppe zu verlassen oder von einer Pflegekraft dabei begleitet werden.
- Angehörige sollten, vor allem bei offenen Angeboten, eingeladen werden mitzusingen. Falls es nötig ist, sind dem Verhalten eines Angehörigen Grenzen zu setzen (z.B. den Angehörigen bitten, die Unterhaltung mit der Mutter oder dem Vater auf später zu verlegen).

Abschluss: Der Musiktherapeut bedankt sich für die Teilnahme und verabschiedet sich von den Patienten auf dem Stationsflur sowie von den Patienten, die vom Zimmer aus zugehört haben. Er übergibt die Verantwortung für die Teilnehmer wieder an das Pflegepersonal und stellt, ggf. mithilfe von Patienten, Angehörigen oder Pflegekräften die ursprüngliche Raum- und Sitzsituation wieder her. Zusätzlich verwendete Instrumente und/oder Liederbücher werden wieder in den Instrumentenwagen geräumt. Der Musiktherapeut orientiert sich an der körperlichen und kognitiven Verfassung der Teilnehmer und beendet die Flurmusik adäquat oder zu festgelegten Zeiten.

TIPP

Beide Angebote können entweder einzeln durchgeführt werden oder jeweils ineinander übergeleitet werden, d.h. das Aufgreifen der Stationsstimmung durch den Musiktherapeuten, kann zu einem gemeinsamen Singen führen und umgekehrt.

Weiterführende Literatur:

Sonntag, J. (2016). Demenz und Atmosphäre. Musiktherapie als ästhetische Arbeit. Frankfurt: Mabuse.

Osman, S.E., Tischler V. & Schneider, J. (2016). 'Singing for the Brain': A qualitative study exploring the health and well-being benefits of singing for people with dementia and their carers. Dementia, 15, 1326–1339.

Baumann, M. (2009). Atmosphären im öffentlichen Raum. In M. Baumann & D. Bünemann (Hrsg.), Musiktherapie in Hospizarbeit und Palliative Care (S. 57–73). München: Reinhardt.

BEISPIEL

Musik im Treppenhaus: Zweimal in der Woche sitze ich eine Stunde vor dem Mittagessen im Treppenhaus des Pflegeheimes und spiele mit meinem E-Piano einfache Melodien/Themen und biete über 45 Minuten ein freies rezeptives Angebot an. Dabei versuche ich die vorherrschende Stimmung aufzugreifen. Oftmals ist sie sehr bedrückend, gerade an Herbst- und Wintertagen. Ich versuche die Stimmung musikalisch umzusetzen und ins Positive zu verändern. Oftmals setzen sich Patienten zu mir und genießen meine Klänge. Pflegekräfte laufen das Treppenhaus entlang, hören die Musik, laufen langsamer und lächeln mich kurz an. Angehörige betreten die Einrichtung und riechen nicht zuerst den Duft von Urin oder Essen, sondern fragen sich „Woher kommt die Musik?" Es geht mir als Musiktherapeut nicht darum, Emotionen therapeutisch aufzudecken und zu bearbeiten. Mein klares Ziel ist die Schaffung einer angenehmen Stimmung für alle, die sich im Haus aufhalten. Alle sollen sich wohlfühlen!

Gemeinsames Singen von Liedern: Die Relevanz von Singangeboten, die nicht in einem Extraraum hinter geschlossenen Türen stattfinden, ist sehr groß. Ich singe sehr oft mit meinen Patienten auf dem Flur. Teilweise habe ich in der Klinik gar keine andere Möglichkeit. Andererseits ist es für mich wichtig, nicht nur mit mobilen und aktiven Patienten zu singen. Unsere Einrichtung hat einen langen, geradlinigen Klinikflur. Neben den aktiv singenden Teilnehmern auf dem Flur, achte ich genauso auf die Patienten, die sich in ihren Zimmern aufhalten und nur passiv zuhörend teilnehmen können. Deren Türen sind während des Angebots geöffnet, wenn dies gewünscht ist. Was passiert, wenn ich auf dem Flur singe? Die Patienten im Zimmer hören, wenn wir singen, wenn wir lachen und wenn wir uns austauschen. Ich beobachte sehr oft die Kollegen der Pflege, welche während des Singens aus 15 Meter entfernt winken und mich darauf aufmerksam machen, dass Patienten im Bett mitsingen und mitschunkeln. Ich kann nicht mehr zählen, wie oft ein Patient aus einem Zimmer heraus die Frage nach Liedwünschen beantwortet hat. Irgendwoher ruft jemand „Sah ein Knab ein Röslein stehen“ oder nur kurz und knapp „Wandersmann“. Das Schöne an der Flurmusik ist, dass durch das gemeinsame Singen viele Patienten auf Station zu erreichen sind! Nach Beendigung meines Angebots verabschiede ich mich. Nicht nur von den aktiven Teilnehmern, sondern auch von denjenigen im Zimmer. Sie haben ein strahlendes Lächeln im Gesicht und konnten vielleicht für einen kurzen Augenblick andere Gedanken und Stimmungen entdecken. Das sind immer wieder schöne und anrührende Momente für mich!

6.1.2 Hintergrundmusik (im Pflegealltag)

Ziele (und verbundene musiktherapeutische Wirkfaktoren)

- Förderung einer situationsadäquaten Stimmung *(Emotions- und Aufmerksamkeitsmodulation)*,
- Aktivierung von Patienten und Pflegepersonal *(Verhaltensmodulation)* sowie
- Unterstützung der zeitlichen oder räumlichen Orientierung *(Kognitionsmodulation)*.

Musiktherapeutische Techniken

Während die Erstellung von Playlists eher in musikmedizinischen Ansätzen (z.B. Spintge, 2001) ein wichtiges Element ist, werden sie in der gängigen musiktherapeutischen Arbeit bisher selten eingesetzt. Deshalb wird auf die Beschreibung der Playlist als musiktherapeutische Technik in Kapitel 5.2.4 verzichtet. Stegemann & Geipel (2018) empfehlen in der Musiktherapie mit depressiven Jugendlichen die Erstellung von individuellen Playlists.

Vorbereitung der Hintergrundmusik: Der Musiktherapeut stellt in Absprache mit den Pflegekräften oder dem Stationspersonal aus seinem Musik- oder Liederrepertoire eine Musikauswahl (Playlist) für definierte pflegerische Routinesituationen zusammen. Playlists können z. B. die morgendliche Aktivierung, die Geselligkeit bei Mahlzeiten oder die abendliche Beruhigung unterstützen. Auch auf Abwechslung innerhalb der Playlists ist zu achten. Die Lautstärke der Lieder bzw. Musikstücke werden entsprechend des gewünschten Erregungsgrads (z. B. Aktivierung, Ablenkung, Beruhigung) festgelegt. Entscheidend ist dabei auch die Raumposition des Wiedergabegeräts bzw. der Boxen. Stehen diese z. B. im Speisesaal oder im Zimmer des Patienten? Dies sollte, je nachdem, wer durch das Angebot erreicht werden soll, vorab bestimmt werden.

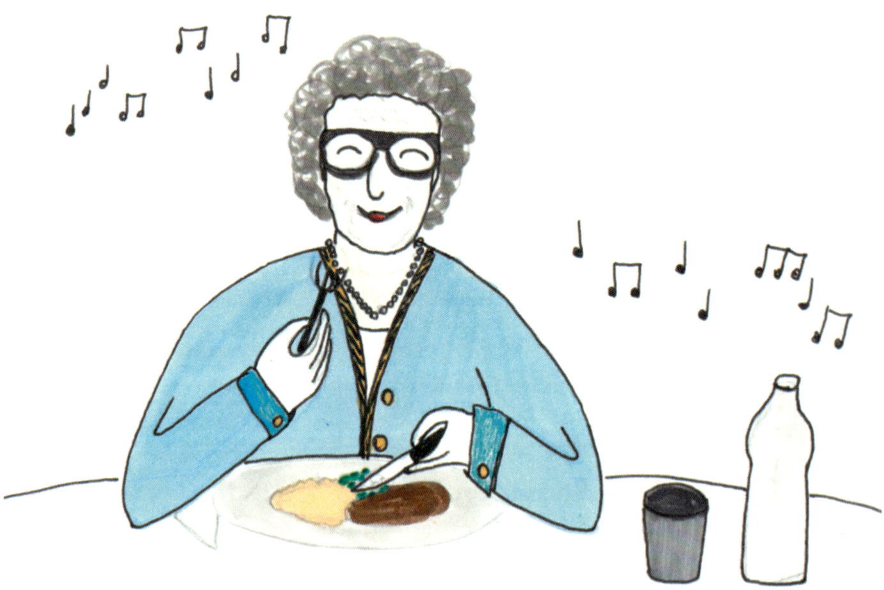

Abbildung 6.2: Die Hintergrundmusik im Pflegealltag hilft den Pflegekräften, mittels vom Musiktherapeuten erstellter Playlist, eine z. B. gesellige Stimmung zu erzeugen.

Durchführung: Die Pflegekraft führt die Intervention durch. Der Musiktherapeut unterstützt in der Vorbereitung (Hilfe bei der Playlist-Zusammenstellung) und Nachbereitung (Evaluation, Einschätzung der Adäquatheit des Angebots).

Empfehlungen zur Durchführung

- Die Musikauswahl ist evtl. jahreszeitlich anzupassen und v.a. bei häufigem Einsatz zu variieren.
- Bei regelmäßiger Anwendung sollte der Erfolg ihres Einsatzes beurteilt werden und ggf. fortlaufend angepasst werden.
- Tabelle 6.2 gibt Anregungen und Beispiele zur Auswahl von Hintergrundmusik zur Unterstützung von Pflegesituationen.
- Auf erfolgreich eingesetzte Playlists kann bei erneuten Schwierigkeiten in pflegerischen Routineabläufen im Bedarfsfall zurückgegriffen werden, z.B. indem die Pflegekraft ein Lied aus der Playlist singt, summt oder pfeift und so an eingespielte Pflegeroutinen erinnert und anknüpft (Kap. 6.2.4).
- Weiterführend können einzelne Lieder aus der Playlist live umgesetzt werden, z.B. in Form von Vorsingen durch die Pflegekraft oder dem gemeinsamem Singen mit der pflegebedürftigen Person während der Pflegetätigkeit (Kap. 6.2.4). Dafür sind grundlegende stimmliche Fähigkeiten der Pflegekraft erforderlich.

Weiterführende Literatur:

Sonntag, J. (2016). Demenz und Atmosphäre. Musiktherapie als ästhetische Arbeit. Frankfurt: Mabuse.

Willig, S. (2012). Mit Musik durch den Alltag. In S. Willig & S. Kämmerer (Hrsg.). Mit Musik geht vieles besser. Der Königsweg in der Pflege bei Menschen mit Demenz (S. 48–127). Hannover: Vincentz.

BEISPIEL

Ich habe den Eindruck gewonnen, dass Hintergrundmusik im Pflegealltag sehr hilfreich sein kann. Es geht dabei nicht darum, therapeutisch zu arbeiten, sondern um eine situationsspezifische Grundstimmung zu schaffen, von welcher Senioren und Pflegekräfte profitieren. Für die morgendliche Pflegeroutine habe ich für einen Pfleger eine ca. 12-minütige Playlist zusammengestellt, die er für einen bestimmten Patienten einsetzen konnte. Die Playlist umfasst vier Musikstücke: Die „Morgenstimmung“ von Edvard Grieg, „Ein schöner Tag“ (deutsche Version von „Amazing Grace“) sowie die Lieder „Im Frühtau zu Berge“ und „Horch was kommt von draußen rein“. In der gemeinsamen Nachbereitung berichtete der Pfleger, dass nicht nur der Bewohner sich entspannte und ruhig in den Tag startet, auch er persönlich profitiere davon. Er war trotz aller Hektik und dem morgendlichen Stress ruhig und ausgeglichen. Bei Bedarf nutzt er noch heute diese Playlist für die Morgenroutine bei Patienten.

Seiner Erfahrung nach bewirkt das eine enorme Verbesserung der Pflegebeziehung und erleichtert somit seinen Arbeitsalltag. Die fachkundige Auswahl der Musik garantierte, dass nicht nur die Bedürfnisse der Patienten berücksichtigt werden, sondern auch seine eigenen.

Tabelle 6.2: Anregungen und Beispiele zur Auswahl von Hintergrundmusik.

Situation	Funktion der Musik	Charakteristika der Musik	Geeignete Lieder
Morgendliche Aktivierungen	▪ Liebevolle Überleitung in den Tag. ▪ Schaffen einer positiven Aufbruchstimmung.	▪ Anfangs ruhig und fließend, dann zunehmend beschwingt. ▪ Meist in Dur gehalten. ▪ Weite Melodiebögen.	Morgen- und Frühlingslieder, z. B.: ▪ „Jeden Morgen geht die Sonne auf" ▪ „Alle Vögel sind schon da" ▪ „Ein schöner Tag (Amazing Grace)" ▪ „Im Frühtau zu Berge"
Geselliges Beisammensein (Mahlzeiten)	▪ Wohlbefinden ▪ Vertrautheit	▪ Verschiedenartig, wechselnd, ruhig bis beschwingt.	Regionale Heimat- und Volkslieder, Freundschaftslieder, Tanzlieder
Abendliche Beruhigung	▪ Beruhigung ▪ Tagesausklang ▪ Überleitung in die Nacht	▪ Träumerisch ▪ beruhigend ▪ fließend ▪ Wiegenliedcharakter (6/8-Takt)	Wiegenlieder, Abendlieder, Schlaflieder, z. B.: ▪ „Guten Abend, gut Nacht" ▪ „Die Blümlein sie schlafen" ▪ „Der Mond ist aufgegangen"

6.2 Musiktherapie im Zimmer des Patienten

Während die Angebote auf Station milieuorientiert und niederschwellig sind, kann in der musiktherapeutischen Einzelarbeit im Zimmer indikationsspezifisch auf die persönlichen Bedürfnisse und individuellen Beeinträchtigungen des Patienten eingegangen werden.

Grundbedingungen zur Gestaltung der Angebote im Zimmer:

Teilnehmer / Häufigkeit & Dauer

- Einzeltherapeutische Angebote werden regelmäßig angeboten. Die Teilnahme basiert auf Freiwilligkeit / Zustimmung und / oder ist indikationsbasiert.
- Die Einzelarbeit kann zwei- bis dreimal wöchentlich oder nach Bedarf angeboten werden. Die durchschnittliche Dauer liegt, je nach situativer Belastbarkeit, zwischen 10 und 50 Minuten.

Instrumente / zusätzliche Medien

- Gitarre, Akkordeon, Klavier (portables Klavier oder Keyboard),
- mobiler Instrumentenwagen (Kap. 5.4.4) sowie
- Musikwiedergabegerät und ggf. Liederbücher.

Mögliche Indikationen

- Agitiertes und angespanntes Verhalten,
- Ängste, depressive Symptomatik,
- Abbau motorischer, sprachlicher und kognitiver Fähigkeiten,
- Störung der zeitlichen, räumlichen, persönlichen Orientierung,
- inter- und / oder intrapersonelle Konflikte,
- soziale Isolation,
- apallisches Syndrom,
- Apoplex, Morbus Parkinson, Demenz und
- Sterbebegleitung.

Übergreifende Ziele

- Unterstützung der Affektregulation,
- Aufrechterhaltung, Bewusstmachung und Förderung von motorischen, emotionalen, sprachlichen und sozialen Kompetenzen,
- Steigerung der Selbstwirksamkeit und Ressourcenaktivierung,
- Bearbeitung biografisch relevanter Ereignisse und
- Stärkung der Pflegebeziehung oder der Beziehung zu Angehörigen.

Weitere Techniken der indikationsbasierten Musiktherapie für psychiatrische und neurologische Störungen sind auf der Basis einer soliden Musiktherapieausbildung, unter Berücksichtigung des Lebensalters der Patienten, durchzuführen (z. B. Methoden und Techniken bei Demenz, Depression, Angst, Schmerz sowie neurologische Erkrankungen). Im Zimmer des Patienten wird vorrangig das Einzelmodul *Einzelmusiktherapie* angeboten. Die Einzelmodule *Singen im Zimmer*, *Musik und Bewegung* und *Lieder im Pflegealltag* können Bestandteil einer einzelmusiktherapeutischen Behandlung sein. Sie können aber auch einzeln eingesetzt werden. Im Folgenden werden die Einzelmodule als konkrete, standardisierte Handlungsempfehlungen formuliert.

6.2.1 Einzelmusiktherapie

Ziele (und verbundene musiktherapeutische Wirkfaktoren)

- Aktivierung von Antrieb und Verhalten *(Emotions- und Verhaltensmodulation)*,
- Förderung der Emotionsregulation (Emotionsmodulation),
- Entspannungsförderung *(Aufmerksamkeits- und Emotionsregulation)*,
- Bearbeiten von biografischen Erfahrungen und Themen zur Erinnerung *(Kognitions- und Emotionsmodulation)*,
- Wiederherstellung der motorischen und sprachlichen Funktionen *(Verhaltens- und Kognitionsmodulation)* sowie
- evtl. Förderung des Gemeinschaftserleben bei Integration weiterer Personen *(Kommunikationsmodulation)*.

Musiktherapeutische Techniken

- Singen von Liedern,
- musikalisches Wunschkonzert / musikalische Biografiearbeit,
- freie oder themenzentrierte rezeptive Intervention,
- einfache Klangintervention,
- freie oder themenzentrierte Improvisation,
- Lieder komponieren und
- Techniken der Neurologischen Musiktherapie: Therapeutisches Singen, Patterned Sensory Enhancement und Therapeutic Instrumental Music Performance.

Therapeutenverhalten / Gesprächstechniken

- Basisvariablen der therapeutischen Begegnungshaltung,

- aufsuchende Haltung, absichtsvolle Absichtslosigkeit, im Hier und Jetzt sein und fragmentarisches Arbeiten,
- stützende, empathische und strukturierende Gesprächstechniken sowie
- ggf. Techniken der Validation.

Vorbereitung der Einzelmusiktherapie: Der Musiktherapeut informiert sich in der Teambesprechung, direkt beim Pflegepersonal oder beim Arzt über die aktuelle Situation und für den Musiktherapeuten relevante Diagnosen. Bei neu zugewiesenen Patienten sollte der musiktherapeutische Behandlungsauftrag vorab geklärt werden. Der Musiktherapeut nimmt beim ersten Kontakt eine aufsuchende Haltung ein. Er stellt sich dem Patienten vor und erklärt das musiktherapeutische Einzelmodul *Einzelmusiktherapie*. Priorität hat der Schutz des Patienten. Erst nach seiner Einwilligung ist es möglich, dass Zimmernachbarn oder Angehörige während des Angebots im Raum bleiben, zurückhaltend zuhören und/oder unterstützend einbezogen werden. Der Musiktherapeut setzt sich in angemessener Nähe an das Bett des Patienten. Er kann aber auch am Zimmertisch oder auf einem Stuhl am Fenster sitzend arbeiten. In jedem Fall ist auf gleiche Augenhöhe zwischen Patient und Musiktherapeut zu achten. Nehmen mehrere Personen teil, sollte der Musiktherapeut darauf achten, dass sich alle gut sehen und verständigen können.

Durchführung: Der Musiktherapeut erfragt – wenn möglich – zu Beginn das Befinden sowie aktuelle Bedürfnisse und Wünsche des Patienten. Er wählt, gemäß der Befindlichkeit des Patienten und der Zielsetzungen des Einzelangebots, eine passende Technik aus (Tab. 6.3). Eindrücke, Erlebnisse, aufkommende Emotionen, Erinnerungen oder Themen, die während der Musik entstehen können, werden in einem therapeutischen Nachgespräch ausgetauscht, aufgegriffen und weitergeführt. Dies kann zu weiteren, darauf sinnvoll aufbauenden musiktherapeutischen Techniken führen.

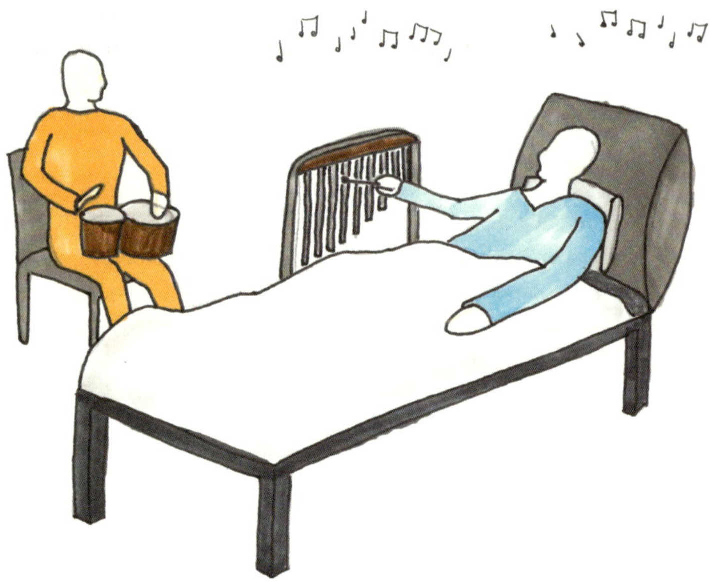

Abbildung 6.3: Aufkommende Erinnerungen können in einem therapeutischen Gespräch in der Einzelmusiktherapie aufgefangen werden.

Empfehlungen zur Durchführung

- Bei häufiger Durchführung: Einführung eines ritualisierten Begrüßungs- und Abschiedslieds.
- Die Zielsetzung des musiktherapeutischen Angebotes richtet sich nach den individuellen Möglichkeiten und der kognitiven Leistungsfähigkeit des Patienten.
- Die Anwendung der Technik Singen von Liedern wird in Kapitel 6.2.2 differenziert dargestellt.
- Bei den Indikationen Schlaganfall oder Morbus Parkinson können Techniken der Neurologischen Musiktherapie einbezogen werden (Kap. 6.2.3).
- Im Kontakt mit schwerkranken und/oder sterbenden Menschen sind die inneren (hilfreichen) Haltungen sehr nützlich (Kap. 5.4.1).
- Bei nicht sprechenden und nicht ansprechbaren Patienten muss der Musiktherapeut aus der Intuition heraus die Therapieeinheit strukturieren. Der bewusste Einbezug von Gegenübertragung (Kap. 5.2.1) kann dabei hilfreich sein.

Abschluss: Die Therapieeinheit endet mit einem Resümee des Therapeuten und evtl. des Patienten oder anderen Teilnehmern zu den gemeinsamen Erfahrungen und Themen während der Therapieeinheit. Der Musiktherapeut orientiert sich an der körperlichen und kognitiven Verfassung des Patienten und beendet die Einzeltherapie adäquat oder zu festgelegten Zeiten.

Weiterführende Literatur:

Hsu, M. H., Flowerdew, R.,Parker, M. Fachner, Jörg & Dell-Miller, H. (2015). Individual music therapy for managing neuropsychiatric symptoms for people with dementia and their carers: a cluster randomized controlled feasibility study. BMC Geriatrics, 15, DOI 10.1186/s12877-015-0082-4.

Thaut, M. & Hoemberg, V. (2014). Handbook of Neurologic Music Therapy. Oxford: University Press.

Baumann, M. & Bünemann, D. (2009). Musiktherapie in Hospizarbeit und Palliative Care. München: Reinhardt.

BEISPIEL

Heute begegne ich Frau Kaiser zum zweiten Mal in ihrem Zimmer. Sie ist 82 Jahre alt und leidet an einer Herzinsuffizienz. Sie war in der letzten Zeit sehr niedergeschlagen, wenig aktiv und wirkte manchmal sehr in sich gekehrt. Sie ist aber noch sehr gut orientiert und ansprechbar. Ziel für die Stunde ist die Aktivierung von Antrieb und Verhalten, die Emotionsregulation, ggf. Erinnerung biografischer Erfahrungen. Ich begrüße Sie freundlich und erkundige mich nach Ihrer Gesundheit. Die Patientin fühlt sich insgesamt ganz gut und durch die medikamentöse Behandlung besser und fitter.
Zum musikalischen Einstieg möchte ich gerne mit einem Lied beginnen und frage Frau Kaiser nach einem Liedwunsch (musikalisches Wunschkonzert/musikalische Biografiearbeit). Sie wünscht sich „Amazing Grace“, will aber nicht mitsingen, sondern nur zuhören. Während ich das Lied singe, beginnt die Patientin zu weinen. Danach erzählt sie, dass sie während des Zuhörens unsicher geworden ist, ob sie das richtige Lied für sich ausgesucht hat. Ich spüre ihre Aufgewühltheit, teile diesen Moment und lasse ihr Zeit. Nach einer Weile erzählt sie, ihren ersten Mann nach drei Jahren Ehe verloren zu haben. Auf seiner Beerdigung wurde das Lied „Amazing Grace“ gespielt. Ihr zweiter Mann ist nach 30 Jahren Ehe gestorben. Auch hier hat sie für die Beerdigung dasselbe Lied ausgewählt. Da sie das Lied sehr spontan und ohne groß nachzudenken ausgewählt hat, versteht sie jetzt ihre Verunsicherung und Emotionalität während

des Zuhörens. Insgesamt ist Frau Kaiser sehr dankbar, eine schöne Zeit mit ihren Ehemännern gehabt zu haben. Das Lied gibt ihr viel Kraft.
Ich schlage ihr vor ein weiteres Lied zu singen, welches auch ihre körperliche Kraft unterstützt. Sie möchte gerne ein fröhliches Lied singen. Wir einigen uns auf „Auf, du junger Wandersmann". Zur Förderung ihrer Mobilität verwende ich die Technik Patterned Sensory Enhancement (PSE), um die kraftbezogene Bewegung beim Laufen zu trainieren. Ich bitte sie, sich auf die Bettkante zu setzen und die Beine im Laufschritt zu bewegen. Zur Stabilisierung und Absicherung setze ich mich neben die Patientin. Bei der Gitarrenbegleitung achte ich sehr darauf, am Grundschlag orientiert zu spielen und variiere am Ende der Strophe mit einem Wechselbass. Frau Kaiser arbeitet gut mit. Da sie auf mich stabiler und kräftiger wirkt, schließe ich ein weiteres Lied an, „Das Wandern ist des Müllers Lust". Ich verwende dieselbe Gitarrenbegleitung. Frau Kaiser ist einerseits froh, dass die Kraft und Ausdauer wieder kommt. Anderseits ist sie jetzt vom „Laufen im Bett" erschöpft und wünscht sich erholsame Musik. Ich biete ihr, zum musikalischen Abschluss der Einzelmusiktherapie, eine Entspannung zum Thema Wald, Ruhe, Entspannung an (themenzentrierte rezeptive Intervention). Ich beginne ruhig in E-Dur auf der Gitarre zu spielen und mache eine kurze verbale Entspannungsinduktion. Musikalisch beginne ich jetzt Leersaitenklänge einzubauen. Die Patientin hat die Augen geschlossen und atmet ruhig. Nach und nach beginne ich auf dem Akkordschema leise die Melodie des Liedes „Es steht eine Mühle im Schwarzwälder Tal" zu summen.
Nachdem die Entspannungsmusik verklungen ist, öffnet Frau Kaiser die Augen. Sie wirkt ruhig und zufrieden. Nach einer Therapieeinheit von ca. 30 Minuten verabschiede ich mich und wünsche ihr einen guten Tag.

Tabelle 6.3: Anregungen zur Einzelmusiktherapie.

Begrüßungsphase	▪ Singen eines Begrüßungslied (ritualisiert festgelegt, vom Patienten gewünscht, vom Therapeuten ausgewählt). ▪ freie rezeptive Intervention zum Aufgreifen der aktuellen Stimmung und Atmosphäre.

Arbeitsphase			
Musiktherapeutische Techniken	**Ziele für kognitiv und körperlich stabile Patienten**	**Ziele für kognitiv und körperlich instabile Patienten**	**Ziele für nicht ansprechbare Patienten**
Singen von Liedern	▪ Aktivierung ▪ Emotionsregulation ▪ Rückerinnerung	▪ Aktivierung ▪ Emotionsregulation ▪ ggf. Rückerinnerung	▪ Aktivierung ▪ Emotionsregulation
musikalisches Wunschkonzert / musikalische Biografiearbeit	▪ Aktivierung ▪ Emotionsregulation ▪ Rückerinnerung	▪ ggf. Aktivierung ▪ ggf. Emotionsregulation ▪ ggf. Rückerinnerung	▪ ggf. Emotionsmodulation (durch sorgfältige Biografiearbeit, Kap. 5.4.3)
freie rezeptive oder einfache Klangintervention	▪ Emotionsregulation ▪ Entspannung	▪ Emotionsregulation ▪ Entspannung	▪ Emotionsregulation ▪ Entspannung
themenzentrierte rezeptive Intervention	▪ Emotionsregulation ▪ Entspannung	▪ ggf. Emotionsregulation ▪ ggf. Entspannung	
freie oder themenzentrierte Improvisation	▪ Aktivierung ▪ Emotionsregulation ▪ Rückerinnerung	▪ ggf. Aktivierung ▪ ggf. Emotionsrgulation ▪ ggf. Rückerinnerung	
Lieder komponieren	▪ Aktivierung ▪ Emotionsregulation ▪ Rückerinnerung	▪ ggf. Aktivierung ▪ ggf. Emotionsrgulation ▪ ggf. Rückerinnerung	
Techniken der NMT	▪ Motorik ▪ Sprache	▪ ggf. Motorik ▪ ggf. Sprache	▪ ggf. Motorik

Abschiedsphase	▪ Singen eines Abschiedslied (ritualisiert festgelegt, vom Patienten gewünscht, vom Therapeuten ausgewählt). ▪ freie rezeptive Intervention zum Aufgreifen der aktuellen Stimmung und Atmosphäre.

6.2.2 Singen im Zimmer

Ziele (und verbundene musiktherapeutische Wirkfaktoren)
- Förderung der Emotionsregulation *(Emotionsmodulation)*,
- Bearbeiten von biografischen Erfahrungen *(Kognitions- und Emotionsmodulation)*,
- Wiederherstellung und Aufrechterhaltung der sprachlichen Funktionen *(Verhaltens- und Kognitionsmodulation)* sowie
- Förderung des Gemeinschaftserlebens bei Integration weiterer Personen *(Kommunikationsmodulation)*.

Musiktherapeutische Techniken
- Singen von Liedern,
- musikalisches Wunschkonzert / musikalische Biografiearbeit und
- Therapeutisches Singen.

Therapeutenverhalten / Gesprächstechniken
- Basisvariablen der therapeutischen Begegnungshaltung,
- aufsuchende Haltung und im Hier und Jetzt sein,
- stützende, empathische und strukturierende Gesprächstechniken sowie
- ggf. Techniken der Validation.

Gründe für Singangebote im Zimmer sind:
- Der Patient singt gerne, kann aber nicht am Einzelmodul *Flurmusik* teilnehmen (häufige Empfehlung durch das Pflegepersonal).
- Der Zimmernachbar und / oder Angehörige möchten an der Musiktherapie teilnehmen.

Spezifischer Schwerpunkt: Biografiearbeit (Erinnerung).

Spezifische Indikation: Aphasie nach Schlaganfall (sprachliche Funktion).

Vorbereitung des Singangebots: Der Musiktherapeut informiert sich in der Teambesprechung, direkt beim Pflegepersonal oder beim Arzt über die aktuelle Situation und für den Musiktherapeuten relevante Diagnosen. Bei neu zugewiesenen Patienten sollte der musiktherapeutische Behandlungsauftrag vorab geklärt werden. Der Musiktherapeut nimmt beim ersten Kontakt eine aufsuchende Haltung ein. Er stellt sich dem Patienten vor und erklärt das musiktherapeutische Einzelmodul *Singen im Zimmer*. Priorität hat der Schutz des Patienten. Erst nach seiner Einwilligung ist es möglich, dass Zimmernachbarn oder

Angehörige während des Angebots im Raum bleiben, zurückhaltend zuhören und/oder unterstützend einbezogen werden. Der Musiktherapeut setzt sich in angemessener Nähe an das Bett des Patienten. Er kann aber auch am Zimmertisch oder auf einem Stuhl am Fenster sitzend arbeiten. In jedem Fall ist auf gleiche Augenhöhe zwischen Patient und Musiktherapeut zu achten. Nehmen mehrere Personen teil, sollte der Musiktherapeut darauf achten, dass sich alle gut sehen und verständigen können.

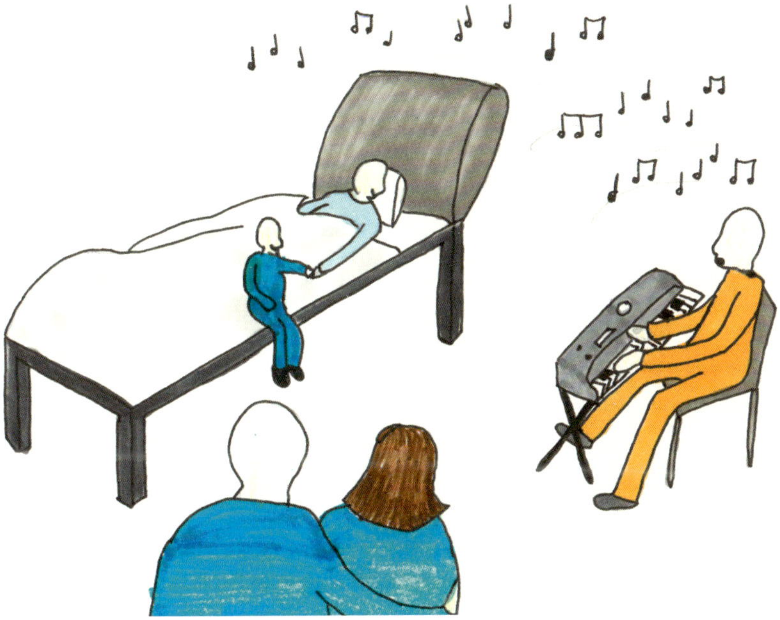

Abbildung 6.4: Beim Singen im Zimmer können gezielt einzelne Fähigkeiten, wie z. B. Sprachfunktion nach einer Aphasie, gefördert werden.

Durchführung: Der Musiktherapeut lädt zum gemeinsamen Singen ein. Er fragt, welche Lieder der Patient gerne hört oder welche Musik er vielleicht gerne selbst gespielt/gesungen hat. Die Liedauswahl durch den Musiktherapeuten sollte sich an Bedürfnissen und am Geschmack bzw. kulturellen Hintergrund des Patienten orientieren. Kann oder möchte der Patient nicht, singt der Musiktherapeut für ihn. Während des Singens wird sich an die individuellen Möglichkeiten des Patienten angepasst. Der Bedeutungsinhalt des Liedes kann durch Tempo-, Begleit- und Textvariation moduliert werden. Weiterführend kann bei Beibehaltung der Begleitungsform fließend stimmlich weiter improvisiert werden (z. B. Singen einer Strophe in *LaLaLa-Form* oder spontaner Kreation neuer

Texte), um aufkommende Emotionen weiter zu bearbeiten. Entstandene Emotionen oder biografische Rückerinnerungen können im therapeutischen Nachgespräch angesprochen und ggf. vertieft werden.

Empfehlungen zur Durchführung

- Einsatz der Gitarre als Begleitinstrument.
- Bei häufiger Durchführung: Einführung eines ritualisierten Begrüßungs- und Abschiedslieds.
- Im Nachgespräch zu einem gesungenen Lied empfiehlt es sich die grundlegenden Gesprächstechniken zu verwenden und den Patienten zum Erzählen anzuregen. Lieder können bestimmte Themen triggern, die Zeit zur Reflexion bedürfen. Der Musiktherapeut sollte dem Patienten dafür genügend Raum geben.
- Für den Schwerpunkt *Biografiearbeit* ist eine Abklärung der musikalischen Biografie des Patienten sehr wichtig und hilfreich (Kap. 5.4.3). Falls Informationen nicht direkt vom Patienten erfragt werden können, sollten diese über Angehörige oder Pflegekräfte eingeholt werden.
- Bei der Indikation Schlaganfall kann die Technik Therapeutisches Singen eingesetzt werden. So kann z.B. im Refrain von „Mein Vater war ein Wandersmann“ zum einen bei „Falerie, falera…“ an der Atemfunktion gearbeitet werden, da diese Stelle lang gesungen wird und damit einen tiefen und kontrollierten Atemzug fördert. Zum anderen kann weiterführend über den zweiten Teil des Refrains „Ha, Ha…“ gezielt ein Sprachlaut geübt werden. Um Überforderung oder Überanstrengung zu vermeiden, kann das Therapeutische Singen durch musikalisch begleitete Ruhephasen unterbrochen werden, die der Erholung und Entspannung dienen.
- Singen von Liedern kann auch eine häufig eingesetzte Technik im Einzelmodul *Einzeltherapie* sein. Sie kann Ice-Breaker für den individuellen therapeutischen Prozess sein.

Abschluss: Der Musiktherapeut bedankt sich für die Teilnahme und verabschiedet sich vom Patienten und ggf. von den anderen Teilnehmer. Der Musiktherapeut orientiert sich an der körperlichen und kognitiven Verfassung des Patienten und beendet das Singangebot adäquat oder zu festgelegten Zeiten.

Weiterführende Literatur:

Mette Ridder, H. (2011). Einzelmusiktherapie bei Demenz: Cueing, Regulierung und Validation. In T. Wosch (Hrsg.), Musik und Alter in Therapie und Pflege. Grundlagen,

Institutionen und Praxis der Musiktherapie im Alter und bei Demenz (S. 178–188). Stuttgart: Kohlhammer.

Moussard, A., Bigand, E., Belleville, S. & Peretz, I. (2012). Music as a mnemonic to learn gesture sequences in normal aging and Alzheimer's disease. Music Perception, 29, 521–531.

Johnson, S. B. (2014). Therapeutic Singing (TS). In M. Thaut & V. Hoemberg (Eds.), Handbook of Neurologic Music Therapy. Oxford: University Press.

BEISPIEL

Herr Neumann wohnt in einem Pflegeheim, ist zurückhaltend und hat kaum soziale Kontakte. Er ist sehr frustriert, da er sich im Vergleich zu seinen Mitbewohnern im Kopf noch fitter fühlt. Momentan ist er im Krankenhaus, da er gestürzt ist. Die Ärzte der Station erhoffen sich, mit dem Singangebot Herrn Neumann „etwas Gutes zu tun" und Möglichkeiten zur Emotionsregulation und Erinnerung biografischer Erfahrungen zu schaffen. Ich gehe zum ersten Mal in das Zimmer des Patienten, begrüße ihn und stelle mich sowie mein Angebot kurz vor. Zum musikalischen Einstieg frage ich Herrn Neumann, ob er mit mir gemeinsam singen möchte. Die Liedauswahl ist nicht einfach, da er nach eigener Aussage keine bestimmte Musikrichtung bevorzugt und kein Lieblingslied hat. Aus dem Gefühl heraus entscheide ich mich für einen bekannten deutschen Schlager von Freddie Quinn und wir singen gemeinsam „Junge komm bald wieder". Während des Singens bricht Herr Neumann in Tränen aus. Als das Lied verklungen ist, erzählt er mir nach einer kleinen Pause eine Erinnerung, welche genau mit diesem Lied verbunden ist. Während des zweiten Weltkrieges war er in Afrika in Gefangenschaft. Er wurde von den Amerikanern, zusammen mit 2000 anderen Gefangenen, auf einem Schiff nach Amerika gebracht. Der Kapitän, ein großer Fan des deutschen Liedgutes, wünschte sich vom Gefangenenchor das Lied „Junge komm bald wieder". Durch das Singen des Lieds wurde diese Erinnerung wieder aktiviert. Für den Patienten eine seiner schönsten Erfahrungen, die er jemals gemacht hat. Er erzählte mir noch von weiteren Liedern, welche auf dem Schiff gesungen wurden. Beim Verlassen des Patientenzimmers sah ich Herrn Neumann lächelnd und zufrieden, in Erinnerung schwelgend.

Aufgrund der spezifischen Indikation Aphasie nach Schlaganfall wurde ich gebeten bei Frau Herzog vorstellig zu werden. Ich gehe zum ersten Mal in das Zimmer der 79-jährigen Patientin, begrüße sie und stelle mich kurz vor. Da ihr das Sprechen sehr schwer fällt, signalisiert sie mir, dass sie gerne Musik hört und zeigt auf meine Gitarre. Ich beginne für sie, als

Begrüßungslied, „Sah ein Knab ein Röslein stehen“ zu singen. Bei der Stelle „Röslein, Röslein, Röslein rot“ sehe ich, dass Frau Herzog mit ihren Lippen versucht ein „O“ zu formen. Ganz leise höre ich sie den Ton mitsingen. Da der Text aber wenig repetitiv ist, verwende ich als nächstes, für die Technik Therapeutisches Singen, das Lied „Horch, was kommt von draußen rein“. Die Liedstelle „Hol-la-hi, hol-la-ho“ setze ich dabei für das Training von Atemfunktion und Sprachlauten ein. Ich beginne die erste Strophe zu singen und ermutige sie bei der Liedstelle „Hol-la-hi, hol-la-ho“ mitzusingen. Ein zu Beginn sehr zögerliches „...hi, ...ho“ wird mit den nächsten Strophen immer lauter und zusammenhängender gesungen. Frau Herzog singt sehr konzentriert mit. Nach dem Lied lässt sie sich erschöpft in ihr Bett zurückfallen und atmet erst einmal durch. Zur Erholung und Entspannung baue ich eine Ruhephase ein und singe für sie „Die Gedanken sind frei“. Mit dem nächsten Lied „Es klappert die Mühle am rauschenden Bach“ möchte ich neben der Sprache auch die Motorik der Patientin aktivieren. Bei der wiederkehrenden Stelle „klipp, klapp“ bitte ich Frau Herzog, nicht nur mitzusingen, sondern auch, entsprechend der Technik Musik und Bewegung (Kap. 6.2.3), zu versuchen die Hände zusammenzuführen und zu klatschen. Leicht überfordert wirkend schaut sie mich an und nickt mir zustimmend zu. Ich beginne das Lied zu spielen. Bei der Stelle „klipp, klapp“ lasse ich der Patientin für das Singen und Klatschen die Zeit, die sie benötigt. Frau Herzog arbeitet wieder sehr konzentriert mit. Die Koordination von Singen und Klatschen funktioniert sehr gut. Nach dem Lied fällt sie sichtlich erleichtert und müde, aber auch zufrieden ins Bett zurück. Ich lobe ihre gute Mitarbeit und singe zum Abschied „Muss i denn zum Städtele hinaus“. Dann verabschiede ich mich von Frau Herzog und teile ihr mit, dass ich in zwei Tagen wieder komme.

6.2.3 Musik und Bewegung

Ziele (und verbundene musiktherapeutische Wirkfaktoren

- Wiederherstellung oder Aufrechterhaltung motorischer Funktionen *(Verhaltensmodulation).*

Musiktherapeutische Techniken

- Rhythmic Auditory Stimulation (RAS),
- Patterned Sensory Enhancement (PSE) und
- Therapeutic Instrumental Music Performance (TIMP).

Im Indikationskatalog Musiktherapie in der Neurologischen Rehabilitation führen Baumann et al. (2006) die Technik Musik und Bewegung an. Sie umfasst strukturierte und freie Bewegungen zur vom Musiktherapeuten live gespielten Musik oder zur Musik vom Wiedergabegerät, um z. B. musikalische Parameter in Bewegung umzusetzen oder zu tanzen. Da diese Technik in Kapitel 5.2.4 nicht dargestellt wurde, wird sie ergänzend in diesem Einzelmodul beschrieben.

Therapeutenverhalten/Gesprächstechniken

- Basisvariablen der therapeutischen Begegnungshaltung,
- stützende und strukturierende Gesprächstechniken sowie
- ggf. Techniken der Validation.

Vorbereitung des Bewegungsangebots: Der Musiktherapeut informiert sich in der Teambesprechung, direkt beim Pflegepersonal oder beim Arzt über mögliche spezifische Indikationen, wie Schlaganfall (motorische Funktionen) oder Morbus Parkinson. Es empfiehlt sich, das Einzelmodul *Musik und Bewegung*, interprofessionell mit einem Physio- oder Ergotherapeuten oder einer Pflegekraft durchzuführen, da die Patienten in der Regel Hilfestellungen bei der Durchführung der Übungen benötigen. Der Musiktherapeut arbeitet vor der Durchführung der Übung, aufbauend auf den Kompetenzen des Patienten, die musikalische Umsetzung aus. Das therapeutische Team begegnet dem Patienten in einer aufsuchenden Haltung. Bei neu zugewiesenen Patienten stellen sie sich und das Einzelmodul *Musik und Bewegung* detailliert vor. Der Musiktherapeut sorgt für ausreichend Bewegungsfreiheit (z. B. durch das Umstellen von Stühlen) und befindet sich in angemessener Nähe zum Patienten. Bei Bewegungsübungen, wie z. B. TIMP, sollten die eingesetzten Instrumente und deren Position, z. B. auf dem Bett, abgestimmt werden.

Durchführung: Der Musiktherapeut erarbeitet interprofessionell unterstützt, ein Programm zum Aufbau bzw. Erhalt körperlicher Bewegungsmuster und trainiert – wenn möglich – diese über einen längeren Zeitraum mit dem Patienten. Er berücksichtigt bei der Auswahl der Techniken der Neurologischen Musiktherapie und der begleitenden Musik die individuellen körperlichen, mentalen und emotionalen Möglichkeiten des Patienten.

Empfehlungen zur Durchführung

- Als Einstieg, zur Motivation und Aktivierung des Patienten kann zum Warm-up ein ritualisiertes Begrüßungslied, mit Einbezug der Technik Musik und Bewegung, eingesetzt werden.
- Ängstlichkeit, Zurückgezogenheit oder mangelndes Selbstvertrauen können die motorischen Möglichkeiten bei älteren Menschen einschränken. Der Musiktherapeut sollte der psychischen Befindlichkeit von Patienten adäquat begegnen und sie im Rahmen des Angebots berücksichtigen.
- Es empfiehlt sich der Einsatz einer Gitarre (oder eines Akkordeons) als Instrument für die begleitende Musik.
- Die Durchführung des Gangtrainings (RAS) sollte immer interprofessionell erfolgen.
- Die Technik Therapeutisches Singen, aus dem Einzelmodul *Singen im Zimmer*, kann ergänzend eingesetzt werden. Um Überforderung oder Überanstrengung zu vermeiden, kann das Angebot durch musikalisch begleitete Ruhe- bzw. Erholungsphasen unterbrochen werden, die der Körperwahrnehmung, dem ästhetischen Genießen und der Entspannung dienen.
- Zur Ausleitung der Stunde kann ein ritualisiertes Abschiedslied, mit Einbezug der Technik Musik und Bewegung, eingesetzt werden.

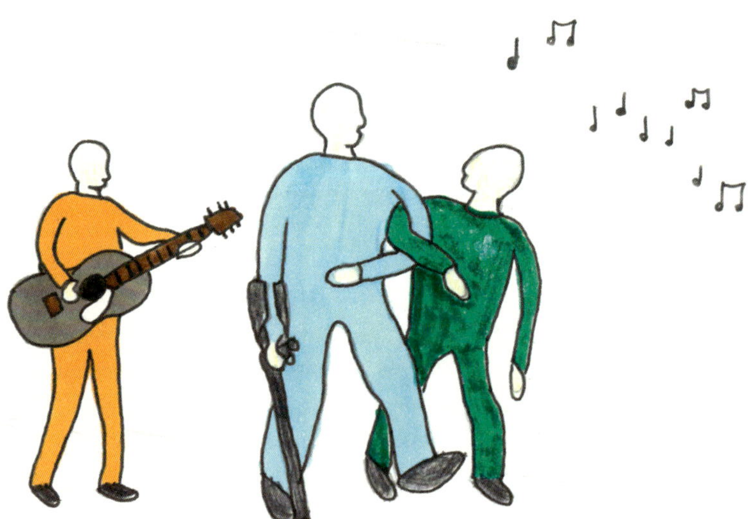

Abbildung 6.5: Zur Förderung motorischer Funktionen eignet sich die Technik Rhythmic Auditory Stimulation (RAS), die auch positive Auswirkungen auf das Befinden der Patienten haben kann.

Abschluss: Das therapeutische Team bedankt sich für die Mitarbeit und verabschiedet sich von dem Patienten. Der Musiktherapeut orientiert sich an der körperlichen und kognitiven Verfassung des Patienten und beendet das Bewegungsangebot adäquat oder zu festgelegten Zeiten.

Weiterführende Literatur:

Thaut, M. H. & Hoemberg, V. (2014). Handbook of Neurologic Music Therapy. Oxford: University Press.

Maclean, L. M., Brown, L. J. E. & Astell, A. J. (2013). The effect of rhythmic musical training on healthy older adults' gait and cognitive function. The Gerontologist, 54, 624–633.

BEISPIEL

Nach Abschluss einer Einzelmusiktherapie im Zimmer eines Patienten treffe ich meine Physiotherapiekollegin mit einem Parkinsonpatienten auf dem Stationsflur. Sie führt gerade ein physiotherapeutisches Gangtraining durch. Es wird intensiv an der Verbesserung der Gehfähigkeit des Patienten gearbeitet. Mir fällt die zahnradartige Bewegung des Patienten auf. Sehr unsicher und angestrengt versucht er ein Bein nach dem anderen aufzusetzen. Die beiden bemerken mich und ich werde vom Patienten angesprochen: „Es ist schwerer als es aussieht". Der Patient zeigt auf die Gitarre in meiner Hand und wünscht sich ein Lied von mir. Ich entscheide mich für das Lied „Mein Vater war ein Wandersmann". Wir singen eine Strophe und die Physiotherapeutin signalisiert dem Patienten mit den Gehübungen fortzufahren. Zur Unterstützung des Gangbildes verwende ich die Technik Rhythmic Auditory Stimulation (RAS). Da ich ein wenig zu schnell angefangen habe, reduziere ich mein Spieltempo und passe es an das mögliche Lauftempo des Patienten an. Meine Gitarrenbegleitung ist einfach und am Grundmetrum orientiert. Ich laufe mit meiner Gitarre neben den beiden her und wir singen gemeinsam „Faleri, falera …". Als wir am Patientenzimmer angekommen sind, ist meine Physiotherapiekollegin höchst überrascht. Sie wären noch nie so schnell, sicher und flüssig gemeinsam gegangen. Weiter bemerkt sie, dass der Patient sich nicht – wie gewöhnlich – so krampfhaft auf das Gehen konzentriert habe, sondern durch die Musik viel entspannter wirkte. Seine Bewegungen waren flüssig, kontinuierlich und exakt zum Tempo der Musik. Daraufhin erarbeiten wir einen potentiellen Plan, um dem Betroffenen das Einzelmodul *Musik und Bewegung* zu ermöglichen.

6.2.4 Lieder im Pflegealltag

Ziele (und verbundene musiktherapeutische Wirkfaktoren)

- Gewährleistung eines harmonischen pflegerischen Ablaufs,
- Förderung einer situationsangepassten Stimmung *(Emotionsmodulation)*,
- Ablenkung und Vermeidung von Zurückweisung *(Aufmerksamkeitsmodulation)*,
- Aktivierung von Antrieb und Verhalten *(Emotions- und Verhaltensmodulation)* und
- Verbesserung der Pflegebeziehung *(Emotions- und Kommunikationsmodulation)*.

Musiktherapeutische Techniken

- Singen von Liedern und
- Situationslieder.

Therapeutenverhalten / Gesprächstechniken

- Basisvariablen der therapeutischen Begegnungshaltung,
- aufsuchende Haltung sowie im Hier und Jetzt sein.

Vorbereitung des unterstützenden Angebots: Der Musiktherapeut informiert sich in der Teambesprechung oder direkt beim Pflegepersonal über mögliche spezifische Unterstützung bei *schwierigen* pflegerischen Situationen im Zimmer (wie z. B. Ablehnen der Hilfe beim Anziehen der Strümpfe oder des Verbandwechsels). Gemeinsam mit der Pflegekraft wird die musikalische Vorgehensweise abgesprochen: sollen Lieder gesungen oder spezifische – vom Musiktherapeuten entwickelte – Situationslieder eingesetzt werden? In einer aufsuchenden Haltung begegnet der Musiktherapeut, gemeinsam mit der Pflegekraft, dem Patienten und fokussiert sich auf die musikalische Unterstützung der Pflegeaktivität. Der Musiktherapeut befindet sich in angemessener Nähe zum Patienten, während die Pflegekraft die pflegerischen Maßnahmen durchführt. Der Therapeut sitzt, wenn möglich mit Blickkontakt, am Kopfende des Bettes und respektiert die Intimsphäre des Patienten.

Durchführung: In der Pflegeaktivität unterstützt der Musiktherapeut durch Situationslieder, die aus dem Moment heraus entstehen oder die für wiederkehrende Pflegesituationen spezifisch komponiert werden. Es können aber auch Lieder ausgewählt werden (Tab. 6.4), die sich an den Bedürfnissen und dem Geschmack bzw. kulturellen Hintergrund des Patienten orientieren. Durch die ablenkende und beruhigende Wirkung beim Singen oder Hören von Liedern lösen sich Unruhe, Stress, Angst sowie die damit verbundene Gegenwehr des Patienten.

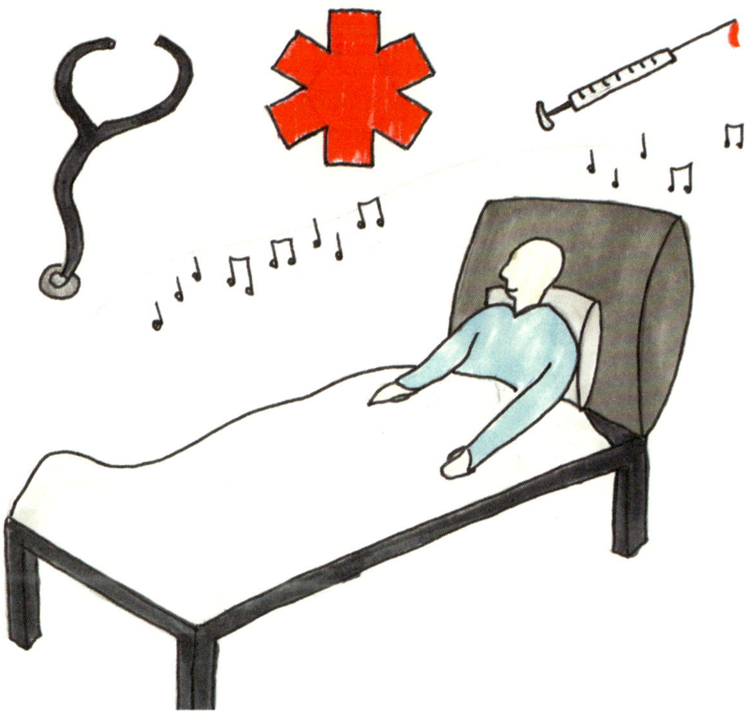

Abbildung 6.6: Individuell ausgewählte Lieder können den Pflegealltag erleichtern und schwierige Situationen auflösen.

Empfehlungen zur Durchführung

- Bei regelmäßiger Anwendung sollte der Erfolg dieser Maßnahme beurteilt und fortlaufend optimiert werden. Absprachen mit der Pflegekraft vor, bzw. nach der Pflegeaktivität, sind dabei essentiell.
- Anstelle von Liedern kann auch individuell ausgewählte Musik zum Anhören eingesetzt werden (z. B. klassische Musik oder Lieblingsmusik).
- In Absprache mit der Pflegekraft kann die Pflegeaktivität vom Musiktherapeuten vorbereitet werden, indem er ca. 5 Minuten vor der Pflege ins Zimmer geht und den Patienten musikalisch einstimmt, um eine entspannte und angenehme Atmosphäre zu gestalten.

- Da Pflegeaktivitäten in die Intim- und Privatsphäre des Patienten eingreifen, ist hier in besonderer Weise Sensibilität und Zurückhaltung seitens des Musiktherapeuten erforderlich.
- Dieses Einzelmodul kann auch bei kleineren medizinischen Untersuchungen (wie z.B. Blutabnehmen) angewendet werden.

Abschluss: Die Pflegekraft und der Musiktherapeut bedanken sich für die Mitarbeit und verabschieden sich von dem Patienten. Die musikalische Unterstützung der Pflegesituation endet mit dem Abschluss der pflegerischen Maßnahme oder durch die Auflösung der problematischen Situation.

Weiterführende Literatur:

Hammar, L.M., Emami, A., Götell, E. & Engström, G. (2011). The impact of caregivers' singing on expressions of emotion and resistance during morning care situations in persons with dementia: an intervention in dementia care. Journal of Clinical Nursing, 20, 969–978.

Götell, E., Thunborg, C., Söderlund, A. & Heideken Wagert, P. (2012). Can Caregiver Singing Improve Person Transfer Situations in Dementia Care? Music & Medicine, 4, 237–244.

BEISPIEL

Ich gehe zu meiner fünften Therapieeinheit mit Frau Kreis. Sie hatte einen Schlaganfall. Für mein musiktherapeutisches Angebot wende ich für die Wiederherstellung der sprachlichen Funktionen aus dem Einzelmodul *Singen im Zimmer* die Technik Therapeutisches Singen an. Frau Kreis belegt zusammen mit Frau Bär ein Doppelzimmer. Das grüne Licht oberhalb der Zimmertür sagt mir, dass die Pflege gerade im Zimmer arbeitet. Um die Intimsphäre der Bewohnerin während der Körperpflege nicht zu verletzen, frage ich bei der Pflegedienstleitung nach, ob ich Frau Kreis in ihrem Zimmer besuchen könne. Zwei Pfleger versuchen schon seit knapp einer halben Stunde einen Verbandwechsel bei Frau Bär durchzuführen.

Im Zimmer begrüße ich alle und gehe zu Frau Kreis. Die beiden Pfleger am Bett von Frau Bär überlegen gerade, den Verbandwechsel abzubrechen und auf einen späteren Tageszeitpunkt zu verschieben. Da ich mit der kurzfristigen Ablenkung durch Musik bei zurückweisendem Verhalten vertraut bin, schlage ich den Pflegekräften noch einen Versuch vor.

Ich setze mich zu Frau Kreis ans Bett. Während wir zusammen mit „Horch was kommt von draußen rein" das Therapeutische Singen beginnen, höre ich wie Frau Bär mitsingt. Da Frau Kreis nach der Übung ziemlich erschöpft und sehr müde ist, beschließe ich eine Ruhe- und Erholungsphase einzubauen. Ich singe ihre Lieblingslieder „Lili Marleen“ und „Capri Fischer“. Während sich die Patientin mit geschlossenen Augen entspannt, singt Frau Bär mit und lächelt mich dabei an. Nach dem Lied „Capri Fischer“ schauen mich die beiden Pfleger erleichtert an. Während der Ruhe- und Erholungsphase von Frau Kreis, konnte innerhalb von fünf Minuten der Verbandwechsel bei Frau Bär durchgeführt werden. Die Pfleger gehen aus dem Zimmer und bedanken sich bei mir.

Nach dem gemeinsam gesungenen Lied „Kein schöner Land“ verabschiede ich mich bei den beiden Patientinnen und verlasse das Zimmer. Vor dem Zimmer warten die beiden Pflegekräfte auf mich und erzählen mir, dass das zurückweisende Verhalten von Frau Bär schon zu einem psychologischen Konsil geführt hätte. Sie hatte sich im Delir den Blasenkatheter selbstständig entfernt. In Folge der danach notwendigen Versorgung des Blasenkatheters entwickelte sie starke Angst vor jeglicher pflegerischer Hilfestellung.

Nach diesem positiven Ereignis bei Frau Kreis und Frau Bär, wurde ich von den Pflegekräften in ähnlichen Fällen häufig dazu gebeten.

Tabelle 6.4: Anregungen und Beispiele für Lieder im Pflegealltag.

Situation	Funktionen der Musik	Charaktieristika der Musik	Geeignete Lieder
Körperpflege; An- oder Auskleiden.	▪ Unterstützung der Kooperation, ▪ Ablenkung, Vermitteln einer positiven Grundstimmung, ▪ Rhythmisierung und Aufforderung zu bestimmten Handlungsabfolgen.	▪ Fröhlich, witzig, mit Aufforderungscharakter, evtl. auch humorvoller Lieder/Quatschlieder (gesungen, gesummt, gepfiffen), ▪ je nach Situation auch liebevoll, beruhigend.	Lieder mit Handlungs- und Bewegungsabfolgen, z. B.: ▪ „Zeigt her eure Füße“, ▪ „Ich hab das Fräulein Helen baden sehen“, ▪ „Ich möchte ein Knopf an deiner Bluse sein“. Schlager der 1920er bis 1950er Jahre, z. B.: ▪ „Bei mir bist du schön“, ▪ „Eine Frau wird erst schön durch die Liebe“, ▪ „Was kann der Sigismund dafür“.

Situation	Funktionen der Musik	Charaktieristika der Musik	Geeignete Lieder
Körperpflege; An- oder Auskleiden.			Quatschlieder, z. B.: ▪ „Der Kuckuck und der Esel“, ▪ „Mein Hut der hat 3 Ecken“, ▪ „Oh du lieber Augustin“, ▪ „3 Chinesen mit dem Kontrabass“.
Aufforderung oder Aktivierung, Aufruf zum Essen oder zu anderen bestimmten Aktivitäten.	▪ Einstimmung auf die neue Situation/das kommende Ereignis, ▪ Aufforderung zu bestimmten Handlungsabfolgen (Gehen, Bewegung).	Je nach Aufforderungsziel, z. B.: ▪ Spazierengehen, Gangübungen, zum Essen gehen, …).	Wanderlieder, z. B.: ▪ „Das Wandern ist des Müllers Lust“, ▪ „Im Frühtau zu Berge“. Tanzlieder, z. B.: ▪ „Zwei Herzen im Dreivierteltakt“, ▪ „Ich tanze mit dir in den Himmel hinein“. Trink- und Weinlieder, biografisch bekannte und mit der Situation verknüpfte Lieder.

6.3 Musiktherapie im Extraraum

Ähnlich wie in der musiktherapeutischen Einzelarbeit im Zimmer, wird in Gruppenangeboten indikationsspezifisch auf die Bedürfnisse und Beeinträchtigungen der Patienten eingegangen. Im Vordergrund steht zusätzlich das Gemeinschaftserleben. Im Folgenden werden die Grundbedingungen zur Gestaltung von Angeboten in einem Extraraum beschrieben:

Ein- bzw. Ausschluss-Kriterien, Gruppengröße, Häufigkeit und Dauer

- Teilnahmevoraussetzungen sind Gruppenfähigkeit sowie Möglichkeiten zur verbalen, emotionalen Teilnahme und zum Austausch in der Gruppe.
- Nicht miteinbezogen werden sollten stark agitierte, unruhige Patienten.
- Die vorgeschlagene Gruppengröße liegt zwischen 4 und 8 Patienten.

- Das Behandlungskontingent sollte bei einer geschlossenen Gruppe mindestens 10 Einheiten umfassen. Bei Einrichtungen mit kürzerer Aufenthaltsdauer lassen sich häufig nur offene Gruppenangebote realisieren.
- Die Gruppenarbeit kann ein- bis zweimal wöchentlich angeboten werden. Die durchschnittliche Dauer liegt, je nach situativer Belastbarkeit, zwischen 30 und 75 Minuten.

Der Therapieraum

- Mittelgroßer bis großer Musiktherapieraum (ca. 60 bis 90m²) oder
- flexibel gestaltbarer Gemeinschaftsraum mit Sitzgelegenheiten (dieser Raum sollte so beschaffen sein, dass während des Angebots keine unerwünschten Störungen bzw. Unterbrechungen auftreten).

Instrumente / zusätzliche Medien

- Gitarre, Akkordeon, Klavier (portables Klavier oder Keyboard),
- mobiler Instrumentenwagen (Kap. 5.4.4) und / oder
- Musikwiedergabegerät sowie ggf. Liederbücher.

Mögliche Indikationen

- Agitiertes und angespanntes Verhalten,
- Ängste, depressive Symptomatik,
- Abbau motorischer, sprachlicher und kognitiver Fähigkeiten,
- leichte bis mittelgradige Störung der zeitlichen, räumlichen, persönlichen Orientierung,
- inter- und oder intrapersonelle Konflikte,
- soziale Isolation,
- Zustand nach Apoplex,
- Morbus Parkinson sowie
- leichte bis mittelgradige Demenz.

Übergreifende Ziele

- Förderung des Gemeinschaftserlebens,
- Ressourcenaktivierung,
- Steigerung der Selbstwirksamkeit,
- Erweiterung der Erlebnisfähigkeit,
- therapeutisch orientierte Biografiearbeit und
- Stärkung der Beziehung untereinander sowie zu Angehörigen.

Weitere Techniken der indikationsbasierten Musiktherapie für psychiatrische und neurologische Störungen sind auf der Basis einer soliden Musiktherapieausbildung unter Berücksichtigung des Lebensalters der Patienten durchzuführen (z.B. Methoden und Techniken bei Demenz, Depression, Angst, Schmerz sowie neurologischen Erkrankungen).

Die Realisierung dieser Angebote hängt sehr von den Rahmenbedingungen in den jeweiligen Einrichtungen ab. In einem Extraraum wird vorrangig das Einzelmodul *Gruppenmusiktherapie* angeboten. Die Einzelmodule *Singen in der Gruppe*, *Musik und Bewegung* und *Angehörige in der Gruppe* können Bestandteil einer gruppenmusiktherapeutischen Behandlung sein. Sie können aber auch einzeln eingesetzt werden. Im Folgenden werden die Einzelmodule als konkrete, standardisierte Handlungsempfehlungen formuliert.

6.3.1 Gruppenmusiktherapie

Ziele (und verbundene musiktherapeutische Wirkfaktoren)

- Förderung des Zugehörigkeitsgefühls (*Emotions- und Kommunikationsmodulation),*
- Erweiterung der Erlebnisfähigkeit (*Emotionsmodulation*),
- Förderung der Emotionsregulation (*Emotionsmodulation*),
- Aktivierung von Antrieb und Verhalten (*Emotions- und Verhaltensmodulation*),
- Entspannungsförderung (*Aufmerksamkeits- und Emotionsregulation*),
- Bearbeiten von biografischen Erfahrungen und Themen zur Erinnerung (*Kognitions- und Emotionsmodulation*) sowie
- Wiederherstellung motorischer Funktionen (*Verhaltensmodulation*).

Musiktherapeutische Techniken

- Singen von Liedern,
- musikalisches Wunschkonzert / musikalische Biografiearbeit,
- freie oder themenzentrierte rezeptive Intervention,
- einfache Klangintervention,
- musikzentrierte Improvisation (Regelspiele)
- freie oder themenzentrierte Improvisation,
- Lieder komponieren,
- Techniken der Neurologischen Musiktherapie: Therapeutisches Singen, Patterned Sensory Enhancement, Therapeutic Instrumental Music Performance,
- Musik und Bewegung sowie
- musikalisches Fürspiel.

Therapeutenverhalten / Gesprächstechniken

- Basisvariablen der therapeutischen Begegnungshaltung,
- stützende, empathische und strukturierende Gesprächstechniken sowie
- ggf. Techniken der Validation.

Vorbereitung der Gruppenmusiktherapie: In Zusammenarbeit mit dem Pflegepersonal und Fachtherapeuten / Ärzten wird festgelegt, ob und in welcher Form Gruppenmusiktherapien angeboten werden. Die Gruppe kann indikationsspezifisch (z. B. Demenz oder Schlaganfall) oder heterogen zusammengestellt werden. Die Gruppenmusiktherapie sollte so terminiert werden, dass alle Patienten, für die das Angebot geeignet ist, daran teilnehmen können. Das gesamte Pflegeteam muss informiert sein, um das Angebot in den Wochenplan aufnehmen zu können. Steht kein Musiktherapieraum zur Verfügung, sollte sich der Musiktherapeut ca. 15 Minuten Zeit zur Vorbereitung des Raums einplanen. Dabei werden in die Mitte eines Stuhlkreises Instrumente oder andere Materialien auf ein schönes Tuch gelegt.

Durchführung: Der Musiktherapeut erfasst oder – wenn möglich – erfragt zu Beginn das Befinden, ggf. auch die aktuellen Bedürfnisse und Wünsche der Patienten. Er wählt, gemäß der Stimmung der Patienten und der Zielsetzungen des Gruppenangebots, eine passende Technik aus (Tab. 5). In der Regel werden die Eindrücke, Erlebnisse, aufkommenden Emotionen, Erinnerungen oder Themen, die während der Musik entstehen können, in einem therapeutischen Nachgespräch ausgetauscht, aufgegriffen und weitergeführt. Dies kann zu weiteren, darauf sinnvoll aufbauenden musiktherapeutischen Techniken führen.

Empfehlungen zur Durchführung

- Der Therapeut bezieht alle Gruppenmitglieder gemäß ihrer Fähigkeiten gleichermaßen und unparteiisch ein. Er fördert, strukturiert oder begrenzt bei Bedarf einzelne Gruppenmitglieder, um ein ausgewogenes Gruppenklima sicherzustellen und Gruppenkohäsion herzustellen.
- Das Arbeiten an individuellen Zielstellungen kann u. U. die gesamte Gruppe bereichern.
- Zur Anregung von Biografiearbeit können *biografierelevante* Gegenstände (z. B. Bilder oder Schallplatten) vom Musiktherapeuten integriert werden.

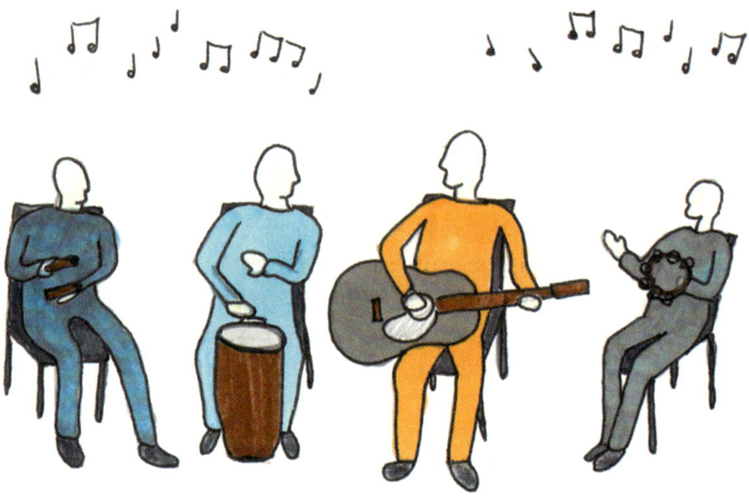

Abbildung 6.7: Bei der Gruppenmusiktherapie kann die Gruppe sogar eigene Lieder komponieren, die z.B. ein spezielles Erlebnis aufgreifen.

Abschluss: Die Therapieeinheit endet mit einem Resümee des Therapeuten und evtl. der Patienten über die gemeinsamen Erfahrungen bzw. Themen während der Therapieeinheit. Der Musiktherapeut orientiert sich an der körperlichen und kognitiven Verfassung der Teilnehmer und beendet die Gruppentherapie adäquat oder zu festgelegten Zeiten.

Weiterführende Literatur:

Ray, K. & Mittelman, M. (2017). Music Therapy: a nonpharmacological approach to the care of agitation and depressive symptoms for nursing home residents with dementia. Dementia, 16, 689–710.

Sole, C., Mercadal-Brotons, G. & de Castro, M. (2014). Effects of group music therapy on quality of life, affect, and participation in people with varying levels of dementia Journal of Music Therapy, 51, 103–125.

Vink, A.C., Zuidersma, M., Boersma, F., de Jonge, P., Zuidema, S.U. & Slaets, J.P.J. (2013). The effect of music therapy compared with general recreational activities in reducing agitation in people with dementia: a randomized controlled trial. International Journal of Geriatric Psychiatry, 28, 1031–1038.

BEISPIEL

Einige Gruppenmitglieder kommen heute zu spät zur Therapiestunde. Es herrscht eine unruhige, aufgeheizte Stimmung: Herr Weber schaut finster drein, Frau Antony ist sehr unruhig und muss mehrfach aufgefordert werden, doch sitzen zu bleiben und zu warten, bis alle da sind. Nach und nach kommen die anderen Gruppenteilnehmer dazu. Frau Mandel erklärt, dass es in der Wohngruppe Unruhe wegen einer Auseinandersetzung zweier Bewohner gegeben habe. Herr Deis nickt zustimmend. Frau Kircher wirkt noch ganz aufgewühlt. Die Situation scheint auch nach dem Begrüßungslied nicht aufgelöst, obwohl die Konfliktpartner nicht zu den Gruppenteilnehmern gehören. Ziel für die Stunde ist die Emotionsregulation und ggf. Erinnerung biografischer Erfahrungen.
Ich schlage vor, mit einer Musik das auszudrücken und zu vertreiben, was noch im Raum ist (themenzentrierte Improvisation). Dazu verteile ich Kleinperkussionsinstrumente (wie z.B. Handtrommeln und Rasseln) und Djemben. Ich selbst setze mich an mein portables Klavier. In der Gruppe wird noch diskutiert, welchen Titel die Musik tragen sollte. Sie einigt sich schließlich auf: „Die schlechte Stimmung vertreiben!“. Alle beginnen die Spannung an den Instrumenten auszudrücken. Ich umfange die lauten und intensiven Klänge der Gruppenteilnehmer zunächst mit dissonanten aber rhythmisch klar strukturierten Abfolgen am Klavier und lade musikalisch dazu ein, die Dynamik immer wieder aufflammen zu lassen, bis schließlich die Stimmung ruhiger wird und harmonisch leise ausklingt.
„Ich mag keinen Streit“, äußert sich Frau Kirchner und sogleich beginnt ein Austausch über die Situation auf der Wohngruppe. Ich lenke das Gespräch weg von der konkreten Situation und fasse zusammen, dass Streit manchmal nicht ausbleibt, wenn man miteinander lebt. Frau Antony erwähnt, dass es „zuhause oft Streit gegeben“ habe. Ihre Erzählungen geraten in den Vordergrund. Diese werden von den Gruppenteilnehmern kommentiert. Wie z.B. „Das kenn ich auch“, „Ah ja, oft zu viel Streit“ oder zustimmendes Nicken. Einfühlsam frage ich nach und helfe bei der Verbalisierung von Erinnerungen. „Man muss sich auch wieder vertragen können“, endet schließlich Herr Weber trocken. Hier stimmen die anderen zu.
Ich schlage vor, diesen Wunsch musikalisch aufzugreifen. Gemeinsam wird überlegt, wie Musik klingen müsse, die es möglich mache, dass man wieder aufeinander zugeht und sich wieder versöhnt. Ich helfe bei der Umsetzung und verteile harmonisch aufeinander abgestimmte Klangstäbe. Die themenzentrierte Improvisation beginnt mit einem tonalen Fundament am portablen Klavier. Nach und nach steigen die Gruppenmitglieder ein, bis sich ein gemeinsamer, halt gebender Rhythmus

und Klang findet, umspielt von einer Melodie am Klavier. Als die Musik verklungen ist, atmet Herr Deis erleichtert auf. Frau Kircher und Frau Antony lächeln zufrieden. Als Abschiedslied wünscht sich Herr Weber „Kein schöner Land in dieser Zeit" zu singen.

Tabelle 6.5: Beispiele zur Strukturierung einer Gruppenmusiktherapie bei Demenz.

Autoren	**Interventionsablauf**	**Dauer & Häufigkeit** (leicht verändert durch Autoren)
Ray & Mittlemann (2015)	1. Musikauswahl richtet sich nach den Präferenzen der Teilnehmer. 2. Musikalische Begrüßung. 3. Musik und Bewegung: Der Musiktherapeut spielt am Keyboard oder an der Gitarre. Die Patienten werden zu Bewegung aufgefordert. Die Musik beginnt sehr langsam und wird dann zunehmend schneller. Unterstützend können Schals, Körper- und Rhythmusinstrumente einbezogen werden. 4. Singen von Liedern: Musiktherapeut bringt vorgefertigte Liedauswahl mit (Liedtexte können ausgeteilt werden). Der Musiktherapeut unterstützt Patienten im Stundenprozess und reflektiert in den therapeutischen Gesprächen die Stimmung und Angespanntheit. 5. Tonale Begleitung eines Liedes mit Klangstäben (gespielt von c bis c'). 6. Gespräch über auftauchende Erinnerungen. 7. Kurze Reflexion der gesamten Therapiestunde.	6 Einheiten (15–60 Minuten / 3x pro Woche) Gruppengröße: 4–6 Patienten
Sole et al. (2014)	1. Eröffnungsaktivitäten: 1a Singen von Liedern, in denen die Namen der Teilnehmer eingebaut werden. 1b Singen von Liedern, die durch ihre Texte eine Orientierung über Raum und Zeit bieten. 1c Tonleiter mit Keyboardbegleitung. 2. Hauptaktivität: 2a Leichte Demenz: Musikalisches Wunschkonzert, musikzentrierte Improvisation mit Fokus auf Rhythmus, Singen der Lieblingslieder mit anschließendem therapeutischem Nachgespräch, Musik und Bewegung. 2b Fortgeschrittene Demenz: Singen von Liedern, musikzentrierte Improvisation und Musik und Bewegung.	12 Einheiten (45–60 Minuten / wöchentlich) Gruppengröße leichte Demenz: 8–10 Patienten Mittelgradige Demenz: 4–6 Patienten Fortgeschrittene Demenz: 2–4 Patienten

Autoren	Interventionsablauf	Dauer & Häufigkeit (leicht verändert durch Autoren)
Sole et al. (2014)	2c Der Musiktherapeut fokussiert mehr auf den musikalischen Prozess, da die Möglichkeiten zur verbalen Nachrefelxion stark eingeschränkt sein können. 3. Abschlussaktivität: Singen eines Abschiedsliedes, Teilnehmer können Lieder für die nächste Therapiestunden vorschlagen. ■ Musikauswahl richtet sich nach den Präferenzen der Teilnehmer.	
Vink et al. (2013)	1. Begrüßungslied 2. Hören von Liedern, die der Musiktherapeut ausgewählt hat. 3. Singen von Liedern durch den Musiktherapeuten. Wenn möglich sollen die Bewohner durch Mitsingen, Tanzen oder Spielen von Musikinstrumenten miteinbezogen werden. ■ Die ausgewählte Musik durch den Musiktherapeuten soll angenehme Erinnerungen aktivieren. ■ Die musikalische Begleitung ist an die Fähigkeiten der Bewohner anzupassen, d. h. langsames Tempo und kleines Instrumentarium.	max. 34 Einheiten (40 Minuten / 2x pro Woche) Gruppengröße: 4–6 Patienten (heterogene Gruppe)

6.3.2 Singen in der Gruppe

Ziele (und verbundene musiktherapeutische Wirkfaktoren)

- Förderung des Zugehörigkeitsgefühls (*Emotions- und Kommunikationsmodulation*),
- Erweiterung der Erlebnisfähigkeit *(Emotionsmodulation)*,
- Förderung der Emotionsregulation *(Emotionsmodulation)*,
- Aktivierung von Antrieb und Verhalten *(Emotions- und Verhaltensmodulation)* sowie
- Bearbeiten von biografischen Erfahrungen und Themen zur Erinnerung *(Kognitions- und Emotionsmodulation)*.

Musiktherapeutische Techniken

- Singen von Liedern,
- musikalisches Wunschkonzert / musikalische Biografiearbeit sowie
- Musik und Bewegung.

Therapeutenverhalten / Gesprächstechniken

- Basisvariablen der therapeutischen Begegnungshaltung,
- stützende, empathische und strukturierende Gesprächstechniken sowie
- ggf. Techniken der Validation.

Vorbereitung des Gruppensingangebots: In Zusammenarbeit mit dem Pflegepersonal und Fachtherapeuten / Ärzten wird festgelegt, ob und in welcher Form ein Gruppensingangebot durchgeführt wird. Die Gruppe kann indikationsspezifisch (z. B. Demenz) oder heterogen zusammengestellt werden. Das Singangebot sollte so terminiert werden, dass alle Patienten, für die das Angebot geeignet ist, daran teilnehmen können. Das gesamte Pflegeteam muss informiert sein, um das Angebot in den Wochenplan aufnehmen zu können. Steht kein Musiktherapieraum zur Verfügung, sollte sich der Musiktherapeut ca. 15 Minuten Zeit zur Vorbereitung des Raums einplanen. Dabei werden in die Mitte eines Stuhlkreises Instrumente oder andere Materialien auf ein schönes Tuch gelegt

Durchführung: Der Musiktherapeut lädt die Gruppe zum gemeinsamen Singen ein und stimmt das Begrüßungslied an. Er fragt die Teilnehmer, welche Lieder sie gerne hören oder welche Musik jeder einzelne Patient früher eventuell gerne selbst gespielt / gesungen hat. Die Liedauswahl wird an die individuellen Bedürfnisse sowie den Geschmack und die kulturellen Hintergründe der Gruppe angepasst. Sowohl die Gruppendynamik als auch einzelne Teilnehmer und deren Ressourcen sind dabei zu berücksichtigen. Beim Singen stellt sich der Musiktherapeut auf die Potentiale der Gruppe ein. Er berücksichtigt individuelle Fähigkeiten, unterstützt und begleitet das aktive Singen der Teilnehmer. Der Musiktherapeut variiert und / oder moduliert das Tempo, die Begleitung und Textrezitation entsprechend des Bedeutungsinhalts eines Liedes für einzelne Patienten.

Im Nachgang können die Lieder fließend stimmlich weiter improvisiert werden (z. B. summen, singen in *LaLaLa-Form* oder dichten neuer Texte), um durch das Lied entstandene Emotionen zu vertiefen. Aufkommende Emotionen oder biografische Erinnerungen werden nach jedem Lied gemeinsam besprochen und bearbeitet. Der Musiktherapeut bindet alle Teilnehmer in den Prozess ein und fördert dabei die Gruppendynamik sowie die Kohäsion.

Empfehlungen zur Durchführung

- Einsatz der Gitarre als Begleitinstrument sowie
- Einführung eines ritualisierten Begrüßungs- und Abschiedslieds.
- Im Nachgespräch zu einem gesungenen Lied empfiehlt es sich die grundlegenden Gesprächstechniken zu verwenden (Kap. 5.2.2) und den Patienten das Sprechen über eigene Erfahrungen zu ermöglichen. Lieder können bestimmte Themen triggern, die Zeit zur Reflexion bedürfen. Der Musiktherapeut sollte der Gruppe dafür ausreichend Raum geben.
- Für die Anregung zur Biografiearbeit können biografierelevante Gegenstände (wie z.B. Bilder oder Schallplatten) vom Musiktherapeuten integriert werden. Falls Informationen zur musikalischen Biografie nicht direkt vom Patienten erfragt werden können, sollten diese – wenn möglich – über Angehörige oder Pflegekräfte eingeholt werden.
- Gerade bei der Reflexion von Liedern kann es vorkommen, dass sich persönliche Erfahrungen eines einzelnen Patienten in den Vordergrund drängen. Können diese nicht von der Gruppe geteilt werden oder ist die Gruppe damit überfordert, bietet der Musiktherapeut zeitnah eine Einzelmusiktherapie oder ein Nachgespräch an. Es kann auch sinnvoll sein, weiterführend an einen Bezugsbetreuer oder -therapeuten zu verweisen.
- Der Fokus des Gruppensingangebots liegt auf dem Erreichen der übergreifenden Ziele und der Gruppenkohäsion. Das Arbeiten an individuellen Zielstellungen kann u.U. die gesamte Gruppe bereichern.

Abschluss: Die Therapieeinheit endet mit dem Abschiedslied. Der Musiktherapeut orientiert sich an der körperlichen und kognitiven Verfassung der Teilnehmer und beendet das Singen in der Gruppe adäquat oder zu festgelegten Zeiten.

Weiterführende Literatur:

Dassa, A & Amir, D. (2014). The role of singing familiar songs in encouraging conversation among people with middle to late stage Alzheimer's disease. Journal of health psychology, 15, 765–776.

Muthesius, D., Sonntag, J., Warme, B. & Falk, M. (2010). Musik – Demenz – Begegnung. Musiktherapie für Menschen mit Demenz. Frankfurt: Mabuse.

Myskja, A. & Nord, P. G. (2008). „The Day the Music Died" – A pilot study oil music and depression in a nursing home. Nordic journal of music therapy, 17, 30–40.

BEISPIEL

Indikationsspezifische Gruppe: Eine stark demente Patientin ist auf ihrer Station ziemlich isoliert. Häufig sagen die Mitpatienten, dass sie nur nervt und sowieso nichts mehr weiß. Ich lade Frau Weber zum gemeinsamen Singen in die Demenz-Gruppe ein. Mit ihrem Lieblingslied „Es steht eine Mühle im Schwarzwäldertal“ eröffne ich das Singangebot. Ich weiß, dass die anderen Teilnehmer das Lied auch gerne singen. Nach dem Lied erzählt Frau Weber von ihrer Schwarzwälder Heimat und ihrer Kindheit. Anders als auf Station hören die Mitpatienten zu und tauschen ihre persönlichen Schwarzwald-Erlebnisse aus. Die Patientin blüht sichtlich auf und fängt an zu lachen. Frau Weber kann durch das Singen mit den anderen Patienten, in einen wertschätzenden Kontakt kommen und sich in der Gemeinschaft an den Schwarzwald zurückerinnern. Danach singen wir noch weitere Lieder, die von den Gruppenteilnehmern gewünscht wurden.

Heterogene Gruppe: Die Gruppe umfasst sechs Teilnehmer und wir singen Volklieder. Entweder wünschen die Patienten sich ein Lied oder ich wähle eines aus (musikalisches Wunschkonzert). Herr Gustav sitzt teilnahmslos dabei. Er hält den Kopf gesenkt. Manchmal blickt er auf, weil wir über einen umgedichteten Text lachen oder Geschichten von früher erzählt werden. Als Abschlusslied singe ich immer „Kein schöner Land“. Eine Patientin möchte unbedingt das Lied „Lili Marleen“ singen. Da ich merke, wie wichtig es ihr ist, weiche ich von meiner Struktur ab. Gemeinsam singen wir „Vor der Kaserne, vor dem großen Tor (…) mit dir Lili Marleen“. Als wir das Lied beendet haben, schaut Herr Gustav wie aus dem Nichts auf und sagt: „Das hat jetzt richtig gut getan!“ Die Gruppe ist erstaunt und schaut zu dem Patienten, der leicht lächelnd erzählt: „Wissen Sie eigentlich, dass dieses Lied im Krieg immer abends zur selben Uhrzeit im Radio lief? Während das Lied lief, hat keiner geschossen!“ Herr Gustav erzählt weiter, wie schlimm der Krieg war. Für ihn war das Lied eine Art Anker – eine kleine Pause zum Durchatmen und zum Innehalten. Die anderen Patienten stimmen ihm zu. Es entsteht ein lebendiger Austausch über den Krieg, die frühere Zeit und das Erlebte. Nach Beendigung des Singens in der Gruppe verabschiede ich mich von den Teilnehmern. Der Gemeinschaftsraum wird jetzt wieder für alle geöffnet. An der Tür schaue ich zurück, höre wie sich die Teilnehmer über weitere Anekdoten unterhalten und freue mich über diesen intensiven, lebendigen Austausch.

6.3.3 Musik und Bewegung

Ziele (und verbundene musiktherapeutische Wirkfaktoren)
- Förderung des Zugehörigkeitsgefühls *(Emotions- und Kommunikationsmodulation)*,
- Wiederherstellung und Aufrechterhaltung von motorischen Bewegungsabläufen *(Verhaltensmodulation) sowie*
- Aktivierung zur Bewegung, Förderung von Bewegungssicherheit und -freude *(Verhaltens- und Emotionsmodulation)*.

Musiktherapeutische Techniken
- Musik und Bewegung,
- Singen von Liedern und
- musikzentrierte Improvisationen mit Fokus auf Rhythmus (musikalische Regelspiele).

Therapeutenverhalten / Gesprächstechniken
- Basisvariablen der therapeutischen Begegnungshaltung,
- stützende und strukturierende Gesprächstechniken sowie
- ggf. Techniken der Validation.

Vorbereitung des Bewegungsangebotes: In Zusammenarbeit mit dem Pflegepersonal und Fachtherapeuten / Ärzten wird festgelegt, ob und in welcher Form ein Bewegungsangebot durchgeführt wird. Die Gruppe kann indikationsspezifisch (z. B. Parkinson oder Schlaganfall) oder heterogen zusammengestellt werden. Das Bewegungsangebot sollte so terminiert werden, dass alle Patienten, für die das Angebot geeignet ist, teilnehmen können. Das gesamte Pflegeteam muss informiert sein, um das Angebot in den Wochenplan aufnehmen zu können. Steht kein Musiktherapieraum zur Verfügung, sollte sich der Musiktherapeut ca. 15 Minuten Zeit zur Vorbereitung des Raums einplanen. Dabei werden in die Mitte eines Stuhlkreises Instrumente oder andere Materialien auf ein schönes Tuch gelegt.

Durchführung: Der Musiktherapeut stellt für die Gruppe eine passende Auswahl aktivierender Musik zusammen. Diese wird von ihm live gespielt oder von einem Gerät wiedergegeben. Er leitet die Gruppe dazu an, mit Händen, Füßen oder anderen Körperteilen mitzumachen (Tab. 6.6). Die Bewegungsimpulse für die Patienten werden so aufgebaut, dass gegen Ende möglichst der ganze Körper in Bewegung ist. Dies kann z. B. mit verschiedenfarbigen Bändern oder Tüchern visuell und haptisch unterstützt werden. Für stark bewegungseingeschränkte oder bei bestimmten Übungen überforderte Patienten, passt der Musiktherapeut die Übung adäquat an. Er kann anregen, die Bewegung z. B. in einem kleineren Bewegungsradius oder in der Vorstellung durchzuführen. Zur Förderung des Gemeinschaftserlebens, achtet er darauf, dass die Teilnehmer sich gegenseitig unterstützen und aufeinander Rücksicht nehmen.

Empfehlungen zur Durchführung

- Einstieg mit einem ritualisierten Begrüßungs- und Abschiedslied.
- Um Überforderung oder Überanstrengung zu vermeiden, sollte das Angebot durch musikalisch begleitete Ruhe- bzw. Erholungsphasen unterbrochen werden, die der Körperwahrnehmung, dem ästhetischen Genießen und der Entspannung dienen. Hierfür können rezeptive Techniken wie die freie oder themenzentrierte rezeptive Intervention sowie die einfache Klangintervention eingesetzt werden. In der Erholungsphase können auch ruhige Lieder gesungen werden.
- Bewegungen können auch zum Anspielen bestimmter Instrumente führen, sodass am Ende einer Bewegung ein Ton erklingt. Dadurch können gezielte Bewegungen rhythmisch betont sowie bestätigt werden.
- Im Fokus stehen Bewegungsaktivierung, Bewegungsfreude, Bewegungssicherheit und Gemeinschaftserleben. Die Anleitung zum Ausführen spezifischer Bewegungen sollte den Möglichkeiten der Patienten entsprechen. Bei Bedarf kann etwa ein Physiotherapeut zu Rate gezogen werden.
- Ergänzend können auch die spezifischen Techniken der Neurologischen Musiktherapie eingesetzt werden (z. B. TIMP oder PSE, Kap. 5.2.4). Es empfiehlt sich diese Techniken immer im interprofessionellen Rahmen zu realisieren.

Abschluss: Der Musiktherapeut bedankt sich für die Mitarbeit und verabschiedet sich von den Patienten. Der Musiktherapeut orientiert sich an der körperlichen und kognitiven Verfassung der Teilnehmer und beendet das Bewegungsangebot adäquat oder zu festgelegten Zeiten.

Weiterführende Literatur:

Satoh, M., Ogawa, J., Tokita, T., Nakaguchi, N., Nakao, K., Kida, H. & Tomimoto, H. (2014). The effects of physical exercise with music on cognitive function of elderly people: Mihama-Kiho project. PLoS One, 9, e95230.

Willig, S. (2012). Mit Musik durch den Alltag. In S. Willig & S. Kämmerer (Hrsg.). Mit Musik geht vieles besser. Der Königsweg in der Pflege bei Menschen mit Demenz (S. 48–127). Hannover: Vincentz.

Tabelle 6.6: Erfahrungen mit Bewegungsangeboten aus dem Projekt *Musiktherapie 360 °*.

Ablauf des Bewegungsangebotes
▪ **Ziel:** Morgendliche Aktivierung der Patienten mit Hilfe von Musik und Bewegung. ▪ **Technik:** Musik und Bewegung (Sitztänze mit live-gespielter Musik, Schunkelspiele, Klatschreime). ▪ **Durchführung:** – Mitarbeiter des Sozialen Dienstes & Musiktherapeut. – Zunehmend aktivierende Lied- und Bewegungsauswahl. ▪ **Erfahrungen:** – Müde und schläfrige Patienten werden im Laufe des Angebots immer wacher und aufmerksamer. – Gefahr der Überforderung der Teilnehmer, deshalb Integration von Ruhe- und Erholungsphasen: keine zu schnelle Steigerung der aktivierenden musikalischen Elemente.
▪ **Ziel:** Stärkung der Hand- und Armmotorik. ▪ **Technik:** musikzentrierte Improvisationen (Regelspiel). ▪ **Durchführung:** – Physio-, Ergo- und Musiktherapeut. – Die Patienten von ihren Zimmern abholen und in den Gemeinschaftsraum der Station bringen. – Aufbau eines Trommelkreises. – Rhythmusübung (gemeinsames Schlagen eines 4/4 Taktes – abwechselnde Hände), in die Bewegungsübungen integriert werden (weite Aushol- und Schlagbewegung mit dem Arm oder kleine Fingerbewegungen, um den eigenen Ton zu hören oder das Fell zu ertasten). – Solo-Tutti-Spiel (abwechselndes Solo-Spiel). ▪ **Erfahrungen:** – Intervention kann ohne Musiktherapeut weitergeführt werden, wenn musikalische Kenntnisse und Fähigkeiten bei Physio- und Ergotherapeuten vorhanden sind und die vom Musiktherapeuten vorgegebene Struktur beibehalten wird.

6.3.4 Angehörige in der Gruppe

Ziele (und verbundene musiktherapeutische Wirkfaktoren)

- Förderung des Zugehörigkeitsgefühls *(Emotions- und Kommunikationsmodulation)*,
- Stärkung der Patienten-Angehörigen-Beziehung *(Emotions- und Kognitionsmodulation) sowie*
- Förderung von positiven Emotionen und der Verbundenheit zwischen Patienten und Angehörigen *(Emotions- und Kommunikationsmodulation)*.

Musiktherapeutische Techniken

- Singen von Liedern,
- musikalisches Wunschkonzert / musikalische Biografiearbeit,
- musik- und themenzentrierte Improvisationen sowie
- Musik und Bewegung.

Therapeutenverhalten / Gesprächstechniken

- Basisvariablen der therapeutischen Begegnungshaltung,
- stützende, empathische und strukturierende Gesprächstechniken sowie
- ggf. Techniken der Validation.

Vorbereitung des Gruppenangebots: In Zusammenarbeit mit dem Pflegepersonal und Fachtherapeuten / Ärzten wird festgelegt, ob und in welcher Form ein Angebot unter Einbezug von Angehörigen durchgeführt wird. Das Gruppenangebot sollte so terminiert werden, dass alle Patienten, für die das Angebot geeignet ist, sowie deren Angehörige, an dem Angebot teilnehmen können. Das gesamte Pflegeteam muss informiert sein, um das Angebot in den Wochenplan aufnehmen zu können. Steht kein Musiktherapieraum zur Verfügung, sollte sich der Musiktherapeut ca. 15 Minuten Zeit zur Vorbereitung des Raums einplanen. In die Mitte eines Stuhlkreises werden Instrumente oder andere Materialien auf ein schönes Tuch gelegt.

Durchführung: Der Musiktherapeut erfasst die Stimmung in der Gruppe und die Beziehungsqualität zwischen den Patienten und ihren Angehörigen. Er wählt eine passende Technik für die Gruppe und / oder die Patient-Angehörigen-Dyade aus. Die Teilnehmer werden zum gemeinsamen Singen, Musizieren, Hören von Musik und sich-Bewegen eingeladen. Mithilfe der Musik werden aufkommende Gedanken, Gefühle oder Erinnerungen im therapeutischen Nachgespräch reflektiert. Das Angebot bietet einen Begegnungs- und Erlebnisraum, in welchem Patienten und Angehörige mithilfe von Musik auf einer Ebene kommunizieren können. Der Therapeut gibt Impulse für den gemeinsamen Erinnerungs- und Erfahrungsaustausch. Er begleitet, moduliert oder steuert das Gespräch, um einen möglichst positiven Austausch zwischen dem Patienten und seinen Angehörigen zu unterstützen. Er selbst bleibt im Hintergrund.

Empfehlungen zur Durchführung

- Einstieg mit einem ritualisierten Begrüßungs- und Abschiedslied.
- Beim Hören von Liedern aus der gemeinsamen Vergangenheit des Patienten und seinen Angehörigen, können anfängliche Hürden auftreten. Erfahrungsgemäß bauen sich diese mit der Zeit ab.
- Die Rolle des Musiktherapeuten gleicht der eines Moderators. Er schafft Anregung für Begegnungsmöglichkeiten und gemeinsamen Austausch. Dieses Einzelmodul fokussiert die Vermittlung positiver Beziehungserfahrungen zwischen Patienten und ihren Angehörigen. Konfliktbearbeitung sollte bei diesem Angebot vermieden werden.

Abschluss: Die Therapieeinheit endet mit einem Resümee des Therapeuten und evtl. der Patienten oder Angehörigen über die gemeinsamen Erfahrungen bzw. Themen während der Therapieeinheit. Es kann aber auch ein Abschiedslied gesungen werden. Der Musiktherapeut orientiert sich an der körperlichen und kognitiven Verfassung der Teilnehmer und beendet das Gruppenangebot adäquat oder zu festgelegten Zeiten.

Weiterführende Literatur:

Brotons, M. & Marti, P. (2003). Music Therapy with Alzheimer's Patients and Their Family Caregivers: A Pilot Project. Journal of Music Therapy, 40, 138–150.

Osman, S. E., Tischler, V. & Schneider, J. (2016). 'Singing for the Brain': A qualitative study exploring the health and well-being benefits of singing for people with dementia and their carers. Dementia, 15, 1326–1339.

BEISPIEL

Schön und rührend sind die Situationen, in denen Angehörige offen für musikalische Begegnungen sind. Manchmal bringen sie von zuhause Lieder oder Instrumente mit, sodass mein musiktherapeutisches Angebot z.B. durch zwei zusätzliche Mundharmonikas bereichert wird. Beim gemeinsamen Singen oder Musizieren kommen häufig Emotionen hoch. Vor Rührung fangen die Angehörigen der Patienten an zu weinen. Sie erzählen, dass sie sich während der Musik an die schöne, frühere Zeit erinnern, als ihre Eltern noch fit waren. Diese Begegnungs- und Beziehungserfahrung zu ermöglichen, ist eine ganz besondere Stärke der Musiktherapie. Eine Angehörige war einmal während eines Gruppenangebots sehr erstaunt, dass ihre Mutter ihren Namen nicht mehr kannte, aber beim Singen alle sechs Strophen von „Das Wandern ist des Müllers Lust" singen konnte. „Da geht ja noch was!" oder „So habe ich meine Mutter ja schon lange nicht mehr erlebt!" waren nur zwei von so vielen verwunderten

Äußerungen, gefolgt von vielen Tränen der Rührung. Als sich Mutter und Tochter eng umarmen, stimmt der Musiktherapeut mit dem Lied „Du, du liegst mir im Herzen“ ein. Ein Lied, das neu verbindet und die Situationen beschreibt, wenn es heißt „...weißt gar nicht wie gut ich dir bin.“ Eine weitere Aussage eines Angehörigen nach einem musiktherapeutischen Angebot lautete: „Wissen Sie, ich habe schon vergessen, wie schön mein Vater früher Mundharmonika gespielt hat und wie gern er gesungen hat. Ich werde jetzt nach Hause gehen, sein Mundharmonika suchen und ihm mitbringen. Ich weiß nun, dass Musik ihm gut tut!“

6.4 Musiktherapie als Freizeitangebot

Unabhängig vom therapeutischen Arbeitsbereich in geriatrischen Einrichtungen unterstützen Musiktherapeuten z. B. auf Stationen, in Wohngruppen oder in der Einrichtung kulturelle Veranstaltungen. Dabei bringen sie sich überwiegend mit ihrer musikalischen Kompetenz als Musiker ein. Häufig richtet sich das Angebot auf die Begleitung von Festen und Feiern (z. B. Weihnachtsfeier, Fasching oder Geburtstage). Im Gegensatz zur Musik vom Tonträger, kann live-gespielte Musik die Beziehung und Kommunikation zwischen den Beteiligten und damit die Lebensqualität fördern.

Grundbedingungen zur musikalischen Gestaltung des Stationslebens:

Teilnehmer / Häufigkeit & Dauer

- In der Regel gibt es keine Einschränkung der Teilnehmerzahl. Die Teilnahme basiert auf Freiwilligkeit und Zustimmung.
- Die musikalische Gestaltung des Stationslebens wird bei Bedarf angeboten. Die durchschnittliche Dauer ist abhängig von der Art der Veranstaltung.
- Der Veranstaltungsraum sollte ein flexibel gestaltbarer Gemeinschaftsraum mit Sitzgelegenheiten sein.

Instrumente / zusätzliche Medien

- Gitarre, Akkordeon, Klavier (portables Klavier oder Keyboard),
- mobiler Instrumentenwagen (Kap. 5.4.4) sowie
- Musikwiedergabegerät und Liederbücher.

Übergreifende Ziele

- Verbesserung des Lebensqualität,
- Förderung des Gemeinschaftserlebens sowie
- Teilhabe an kulturellen Veranstaltungen.

Zur musikalischen Gestaltung des Stationslebens kann der Musiktherapeut das Einzelmodul *Veranstaltungen* einsetzen.

Veranstaltungen

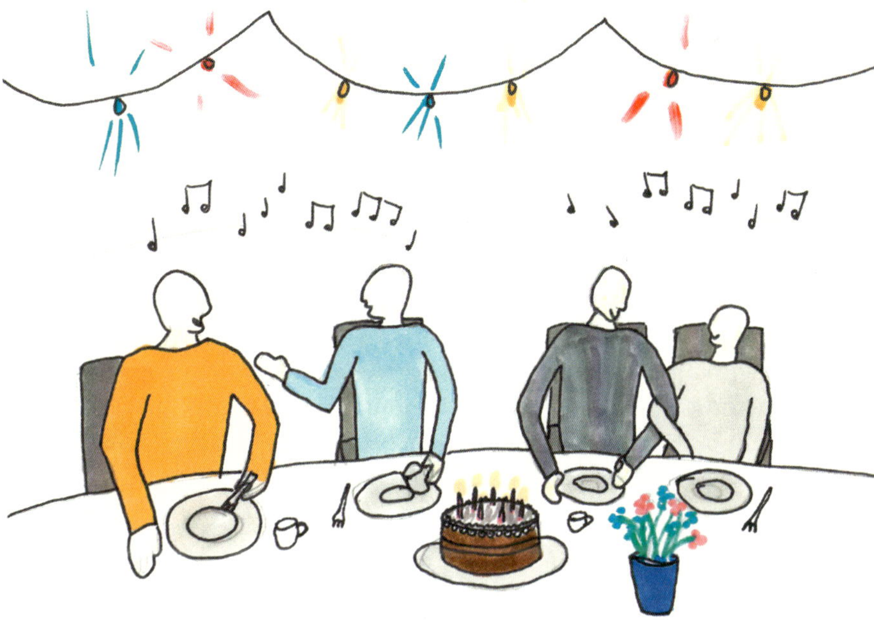

Abbildung 6.8: Gemeinsame Feste und Feiern, umrahmt von wohltuender Musik, fördern das Gemeinschaftserleben und verbessern die Lebensqualität.

Ziele (und verbundene musiktherapeutische Wirkfaktoren)

- Musikalische Umrahmung von Veranstaltungen *(Emotions- und Kognitionsmodulation)* sowie
- Unterstützung der sozialen Teilhabe *(Kommunikationsmodulation)*.

Musiktherapeutische Techniken

- Singen von Liedern,
- Bandarbeit sowie
- Komponieren von Liedern.

Therapeutenverhalten / Gesprächstechniken

- ggf. Basisvariablen der therapeutischen Begegnungshaltung.

Vorbereitung des Veranstaltungsangebots: In Zusammenarbeit mit dem Pflegepersonal und Fachtherapeuten/Ärzten wird festgelegt, ob und in welcher Form Stationsveranstaltungen (wie z. B. Geburtstage, religiöse Feste, Sommerfeste) angeboten werden. Das Gruppenangebot sollte so terminiert werden, dass alle Patienten sowie deren Angehörige und die in der Einrichtung tätigen Mitarbeiter teilnehmen können. Diese zusätzlichen Veranstaltungen sollten im Jahres-, Monats- oder Wochenplan Berücksichtigung finden.

Durchführung: Musikalische Veranstaltungen können auf verschiedene Weise realisiert werden. Auf der einen Seite hat der Musiktherapeut die Möglichkeit z. B. Geburtstagsfeiern musikalisch zu umrahmen, um dem besonderen Tag im Jahr eine gesonderte Anerkennung zu schenken. Auf der anderen Seite kann, zusammen mit Patienten, ein Programm bzw. eine Aufführung einstudiert werden, um einem, z. B. Sommer- oder Weihnachtsfest, einen besonderen Rahmen zu geben. Der Musiktherapeut hat hier keine therapeutische Funktion, sondern bietet sich mit seinem musikalischen Fachwissen an. Er stellt sich in den Dienst der Ideen und Wünsche der Institution, der Patienten oder Angehörigen. Er achtet auf Durchführbarkeit, vermeidet Überforderung oder emotionale Überfrachtung und hilft individuelle Schwierigkeiten bei der Teilnahme zu überbrücken.

Empfehlungen zur Durchführung

- Der Fokus liegt hier auf der Erarbeitung von Liedern, Musikstücken oder Chorprogrammen. Als Nebeneffekt können eine Stärkung des Gemeinschaftsgefühls oder die Aktivierung kognitiver Funktionen unterstützt werden.
- Die musikalische Veranstaltung kann auf Speichermedien aufgenommen und den Patienten zum Anhören mitgegeben werden.

Abschluss: Am Ende der musikalischen Veranstaltung verabschiedet sich der Musiktherapeut.

7 Evaluation des Interventionskatalogs

Von Carsten Diener, Michael Keßler & Linda Ibanez

Im Rahmen des Projekts *Musiktherapie 360°* (BMBF Programm SILQUA FH 2015) wurden in zwei geriatrischen Pflegeeinrichtungen sowohl die Patienten und deren Angehörige als auch die Mitarbeiter in Einzelinterviews nach ihren Erfahrungen mit den musiktherapeutischen Maßnahmen befragt. Gleichzeitig gaben diese drei Personengruppen, mittels standardisierter Fragebögen, Auskunft über ihre Lebensqualität und ihr subjektives Wohlbefinden. Als übergeordnete Zielgröße standen dabei positive Veränderungen in der Lebensqualität bei den Pflegebedürftigen und die Verringerung der psychischen Belastung bei den Angehörigen und des Pflegepersonals im Vordergrund. Erfahrungsberichte als qualitative Informationsquelle, wie auch quantitative Angaben zu Lebensqualität und Wohlbefinden, wurden im Rahmen eines Mixed-Methods-Ansatzes zu drei Messzeitpunkten erfasst: vor Einführung (T1), nach Abschluss der ersten (T2) und nach Abschluss einer zweiten musiktherapeutischen Interventionsphase (T3). Durch diese Methodentriangulation in der Nutzung von sowohl Einzelinterviews und deren qualitativer Inhaltsanalyse als auch standardisierten Fragebögen und deren quantitativer Auswertung, sollten potenziell komplementäre aber auch diskrepante Ergebnisse aus beiden Perspektiven zur Gesamtbeurteilung der Eignung der musiktherapeutischen Interventionsmaßnahmen herangezogen werden.

7.1 Qualitative Perspektive auf die Wirksamkeit der musiktherapeutischen Einzelmodule

Das isoliert betrachtete Ziel der qualitativen Analyse war es, die direkten, individuellen Eindrücke und persönlichen Erfahrungen mit den implementierten musiktherapeutischen Angeboten aus Sicht der drei Zielgruppen (Patienten, Angehörige und Pflegekräfte) zu beleuchten. Dabei wurden jeweils, neben der Selbsteinschätzung einer Zielgruppe, auch die Fremdeinschätzungen der jeweils anderen Zielgruppe berücksichtigt. Darüber hinaus wurden die Zielgruppen zu ihren Wünschen, mit Blick auf das musiktherapeutische Behandlungsangebot, befragt. Die drei Zielgruppen wurden gebeten, ihre Einschätzungen zu den einzelnen musiktherapeutischen Angeboten *auf Station*, *im Zimmer* und *in einem Extraraum* sowie zum Musiktherapeuten abzugeben.

Zusammenfassend zeigt sich, dass die Eindrücke der Mitarbeiter, Patienten und Angehörigen eine sehr hohe Übereinstimmung aufweisen. Mitarbeiter profitieren in erster Linie von einer durch die Musiktherapie entstehenden Arbeitsentlastung. Die Patienten geben an, physisch und emotional aktiviert zu werden, fühlen sich sinnvoll beschäftigt und weniger einsam, erleben sich als entspannter, zufriedener und vergessen das sonst sehr präsente Krankheits- und Leidenserleben. Angehörige sind in erster Linie beruhigt, dass es den Pflegebedürftigen gut geht, wenn sie sehen, dass diese voller Freude am musiktherapeutischen Angebot teilnehmen und erleben die Patienten aktiver, ausgeglichener und orientierter. Die Interviewpartner äußern sich weitestgehend positiv zu den musiktherapeutischen Angeboten. Sie wünschen sich alle das Fortführen oder den Ausbau des bestehenden Angebots und empfehlen den Einsatz von Musiktherapie in geriatrischen Einrichtungen weiter.

Im Abgleich mit dem Wirkfaktorenmodell von Hillecke & Wilker (2007) zeigte sich, dass die Wirkfaktoren *Kommunikationsmodulation* und *Emotionsmodulation* von allen sechzehn Befragten genannt und alle anderen Faktoren von jeweils mindestens vierzehn Interviewpartnern genannt wurden. Dem Wirkfaktor *Aufmerksamkeitsmodulation* können Aussagen der Interviewpartner zugeordnet werden, die beschreiben, dass Musik Interesse wecke, zur Beruhigung beitrage, eine Abwechslung vom Heim- oder Klinikalltag sowie Ablenkung (z. B. von Krankheitsgedanken) darstelle. Die Befragten schrieben der Musik auch eine emotionsinduzierende und -verstärkende Wirkung zu. Sie fördere Zugehörigkeitsgefühle zu bestimmten Personengruppen und trage zur Steigerung des Wohlbefindens bei. Diese Aspekte finden sich im Wirkfaktor *Emotionsmodulation* wider. Dem Wirkfaktor *Kognitionsmodulation* können etwa Aussagen zugeordnet werden, dass Musik die innere Vorstellungskraft anrege, sowie Erinnerungen und erinnerbares Wohlbefinden auslösen würde. Selbst bei demenziell erkrankten und kognitiv eingeschränkten Patienten scheinen mit biografisch relevanter Musik verbundene Erinnerungen ausgelöst worden zu sein. Unter *Motorik- und Verhaltensmodulation* lassen sich Beschreibungen der Befragten über Musik als konditioniertem Reiz, der Verringerung motorischer Einschränkungen durch Musik, sowie der Synchronisation von Bewegungen mit Musik zuordnen. Eine sonst mühevoll zurückgelegte Gehstrecke am Rollator laufe zum Beispiel mit Musik deutlich leichter ab. Interviewpartner berichteten auch, dass Musiktherapie die Patienten zum Sprechen animiere, diese mitsängen oder summten und Liedwünsche, Ideen und Bedürfnisse kommunizierten. Darüber hinaus stelle

Musik eine Möglichkeit dar, ohne Sprache zu kommunizieren, bilde im geriatrischen Setting häufig eine Grundlage für Gesprächsthemen, fördere die Gemeinschaftsbildung und beuge somit Isolation und Einsamkeit vor. Aspekte, die dem Wirkfaktor *Kommunikationsmodulation* zugeordnet werden können (Ibanez et al., 2019).

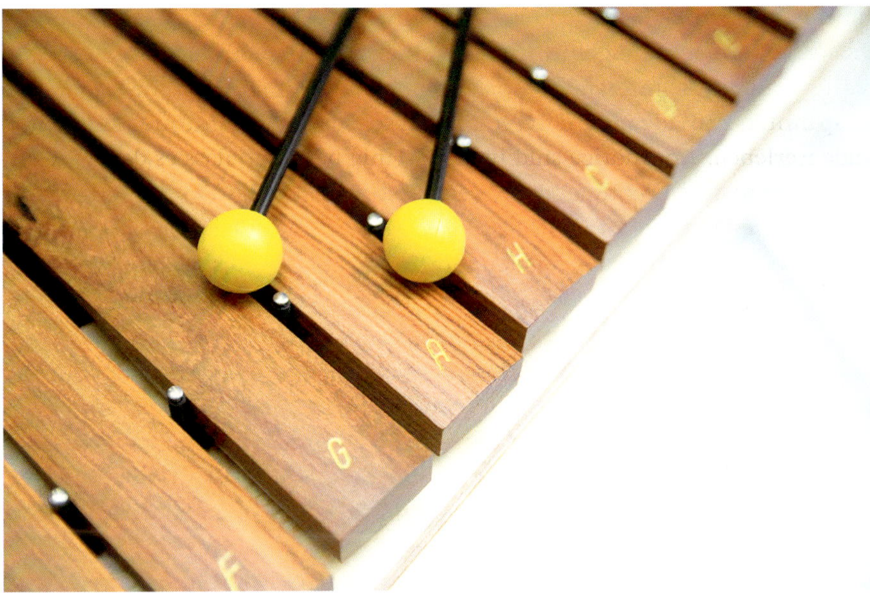

Abbildung 7.1: Musik regt die innere Vorstellungskraft an und löst erinnerbares Wohlbefinden aus.

7.2 Quantitative Perspektive auf die Wirksamkeit der musiktherapeutischen Interventionen

Das isoliert betrachtete Ziel des quantitativen Zugangs bestand darin, mittels standardisierter Fragebögen, potenziell positive Veränderungen in der Lebensqualität und dem subjektiven Wohlbefinden der drei Personengruppen (Pflegebedürftige, Angehörige und Mitarbeiter), im Verlauf der musiktherapeutischen Interventionsmaßnahme, nachvollziehen zu können. Auf Seiten der Mitarbeiter wurden zusätzlich erwartete positive Effekte auf das subjektive Stresserleben und die wahrgenommene Arbeitsbelastung analysiert.

Vor dem Hintergrund der eingeschränkten Stichprobenumfänge verweisen die quantitativen Ergebnisse in den Analysen zunächst auf überwiegend differente Signifikanzmuster in unabhängiger versus abhängiger Form. Dabei kommen hypothesenkonforme Effekte deutlicher in den Analysen für abhängige Daten zum Vorschein. Dies macht deutlich, dass insbesondere die Teilnehmer, die mindestens mit Daten aus zwei aufeinander folgenden Messzeitpunkten zur Analyse beitragen und damit in einem gesicherten Mindestumfang an den musiktherapeutischen Angeboten teilnehmen konnten, auch spezifische Veränderungen zeigen. Umgekehrt scheint sich das reine Vorhandensein von musiktherapeutischen Interventionsmaßnahmen im Behandlungssetting, ohne gesichertes Wissen über eine aktive Teilnahme, nicht in (unspezifischen) Effekten widerzuspiegeln.

Erst die aktive Teilnahme an den musiktherapeutischen Einzelmodulen ist mit hypothesenkonformen Effekten verbunden, die sich bei den Pflegebedürftigen insbesondere in einer stabilen Zunahme positiver Affekte darstellen. Auf der Ebene der Pflegekräfte finden sich ebenfalls keine überzeugenden Hinweise auf unspezifische Wirkeffekte. Erst die aktive Teilnahme ist mit erwarteten Verbesserungen, insbesondere in Form eines Rückgangs des Erlebens emotionaler Anforderungen, einer Zunahme der Arbeitszufriedenheit und eines Rückgangs des Gefühls Ausgebrannt zu sein (Burnout), verbunden. Diese Effekte müssen jedoch für die vorliegende Datenbasis in ihrer Stabilität als fragil eingestuft werden. Dabei stehen die Pflegekräfte der Musiktherapie generell äußerst positiv gegenüber.

Auf der Ebene der Angehörigen finden sich schließlich weder unspezifische noch spezifische Effekte mit Blick auf die Selbst- und Fremdeinschätzung ihres bzw. des Wohlbefindens ihrer Angehörigen durch die musiktherapeutische Intervention. Insgesamt bewerten die Angehörigen, wie auch die Pflegebedürftigen und die Pflegekräfte die verschiedenen musiktherapeutischen Angebote sehr positiv, wobei insbesondere die Singangebote (Einzelmodule *Flurmusik*, *Singen im Zimmer*, *Singen in der Gruppe*) im Verlauf eine zunehmende Wertschätzung erfahren.

7.3 Zusammenschau der Evaluationsergebnisse

In ihrem heuristischen Wirkfaktorenmodell der Musiktherapie kategorisieren Hillecke & Wilker (2007) die modulatorischen Effekte musiktherapeutischer Interventionen in die Domänen *Aufmerksamkeit*, *Emotion*, *Kognition*, *Motorik* und *Verhalten*, sowie *Kommunikation*. In sehr hoher Übereinstimmung der Aussagen der Patienten, der Pflegekräfte sowie der Angehörigen zeigen die qualitativen Ergebnisse dieser Untersuchung sowohl in der Fremd- als auch in der Selbsteinschätzung konsistent positive Effekte in allen Domänen. Die quantitativen Ergebnisse bestätigen insbesondere positive Wirkeffekte auf Seiten der Pflegebedürftigen und der Pflegekräfte im Bereich der Emotionsmodulation. Als ein wesentlicher und komplementärer Befund der qualitativen und quantitativen Analysen können daher für die Patienten positive Effekte auf die Emotionsmodulation, in Form einer Zunahme positiver Affekte sowie der emotionalen Aktivierung und Ausgeglichenheit, konstatiert werden. Im Unterschied zu den Pflegebedürftigen finden sich bei den Pflegekräften positive emotionsmodulatorische Effekte, allerdings eher in Form eines Rückgangs des Erlebens negativer emotionaler Anforderungen, einschließlich des Rückgangs des Gefühls Ausgebrannt zu sein (Burnout). Damit verbunden weisen sowohl die qualitativen als auch die quantitativen Analysen auf die erlebte Arbeitsentlastung und erhöhte Arbeitszufriedenheit als positiv assoziierte Effektgrößen hin. Diese direkten und positiven emotionsmodulatorischen Effekte von Musiktherapie werden in den qualitativen Aussagen im Sinne einer umfassenden, die gesamte Lebenssituation betreffenden, positiven Veränderung dargestellt. Dies spiegelt sich jedoch nicht in den quantitativen Ergebnissen wider, worin keine statistisch signifikanten Veränderungen im Gesamtwert des subjektiven Wohlbefindens (WHO-5) sowohl bei den Pflegekräften als auch den Patienten gefunden werden konnten. Gleichfalls zeigten sich für die Patienten keine Veränderungen in der standardisierten Erfassung des Ausmaßes der Lebensqualität (QUALIDEM). Dieses diskrepante Ergebnismuster legt sowohl eine methodische als auch eine darauf aufbauende inhaltliche Begründung nahe. Aus einer methodischen Perspektive wurde bereits auf die eingeschränkten Stichprobengrößen bei den quantitativen Analysen hingewiesen. Limitierte Stichprobengrößen reduzieren die Wahrscheinlichkeit der Aufdeckung kleiner Effektgrößen. Daher überschreiten die in den Ergebnissen deskriptiv vorhandenen Veränderungen nicht die statistische Signifikanzgrenze. Entsprechend kann vor diesem Hintergrund ein in Wirklichkeit zutreffender Sachverhalt (fälschlicherweise) nicht entdeckt werden (Betarisiko). Gleichzeitig wird dabei deutlich, dass möglicherweise vorhandene Effekte in ihrer Ausprägung als eher klein einzustufen sind. Inhaltlich kann daher der mögliche Effekt von Musiktherapie als einer unter vielen Einflussgrößen auf Veränderungen in der (allgemeinen) Lebensqualität und des Wohlbefindens angesehen werden. Lebensqualität und Wohlbefinden sind multikausal bedingt und offensichtlich setzt der Nachweis entsprechender musiktherapeutisch induzierter Effekte große Stichprobengrößen voraus. Vor diesem Hintergrund macht der Vergleich der qualitativen und quantitativen Ergebnisse insgesamt deutlich, dass die unmittelbaren (proximalen) Effekte von Musiktherapie sehr sensitiv in qualitativer Form und mit kleinen (früh gesättigten) Stichproben abgebildet werden können. Für die stärker distalen Wirkeffekte und deren Abbildung über quantitative Erhebungsmethoden scheinen dagegen umfangreiche Stichprobengrößen und die Erhebung von Drittvariablen bei multikausal bedingten, abhängigen Variablen angezeigt zu sein.

Können aus der quantitativen Perspektive die eingeschränkten Stichprobengrößen einerseits als methodische Limitation begriffen werden, wird andererseits in der Zusammenschau mit den qualitativen Ergebnissen aber gerade auch deutlich, dass dem zentralen und konkordanten Befund der emotionsmodulatorischen Wirkung der eingesetzten musiktherapeutischen Maßnahmen eine besondere Bedeutung beigemessen werden kann. Trotz der unterschiedlichen Sensitivität des qualitativen und des quantitativen Ansatzes werden übereinstimmend positive Effekte auf die Emotionsmodulation aufgedeckt. Möglicherweise kommt daher der Emotionsmodulation eine besondere Rolle im Rahmen der von Hillecke & Wilker (2007) vorgeschlagenen Domänen (*Aufmerksamkeit, Emotion, Kognition, Motorik und Verhalten, Kommunikation*) musiktherapeutischer Wirkeffekte zu. Es entspricht unserer Alltagserfahrung, dass wir die Wirkung von Musik in erster Linie als emotionsinduzierend und -verstärkend erleben. Die emotionale Wirkung von Musik scheint direkt und unmittelbar, gewissermaßen als erste Reaktion und möglicherweise als notwendige (wenn auch nicht hinreichende) Voraussetzung für modulatorische Effekte in den anderen Domänen. Entsprechend sollte die Bewertung und Beurteilung von Musikstücken und auch musiktherapeutischen Maßnahmen eine starke emotionale Verankerung aufweisen. Dies könnte ebenfalls erklären, dass sowohl in den qualitativen wie in quantitativen Analysen die Angehörigen wie auch die Pflegebedürftigen und die Pflegekräfte das musiktherapeutische Behandlungsangebot in den Einrichtungen als äußerst bereichernd empfanden.

8 Zusammenfassung und Ausblick

Von Thomas K. Hillecke & Dorothee von Moreau

> *„Wirksamer ... könnten Kunst, Literatur und Musik sein, die im menschlichen Schaffensprozess einen Selbstwert sehen und bestrebt sind, die Grenzen der Gestaltungsfähigkeit des Menschen, auch seiner handwerklichen und ästhetischen, zu erweitern." (Bauer, 2018)*

Es war uns eine große Ehre, das vom Bundesministerium für Bildung und Forschung (BMBF) ausgeschriebene und geförderte Projekt *Musiktherapie 360° – Innovatives Konzept zur Etablierung modularisierter musiktherapeutischer Interventionen zur Steigerung der Lebensqualität von Patienten, Angehörigen und Pflegepersonal* durchzuführen. Dabei ging es darum, der spezifischen Herausforderung zu den *Sozialen Innovationen für Lebensqualität im Alter* (SILQUA-FH) durch ein musiktherapeutisches Projekt zu begegnen.

Mit der Einbindung zweier unterschiedlicher Einrichtungen wurde im Projekt die Breite des Anwendungsfeldes von geriatrischer Klinik bis zu Pflegeheim, von Kurzzeitbetreuung bis Langzeitpflege, von Akutbehandlung über Rehabilitation bis palliativer Versorgung, von Krankenzimmer bis Wohnbereich berücksichtigt. Ebenso wurden in die Zielgruppe der Studie nicht nur die Betroffenen, sondern auch deren Angehörige, sowie das Fachpersonal in den versorgenden Einrichtungen (u. a. Gesundheits- und Krankenpflege, Fachtherapeuten, Ärzte) mit einbezogen. Denn der Einsatz von Musiktherapie bei hochaltrigen Menschen ist mehr als eine indikationsbasierte Therapieform mit spezifischen Zielen, Methoden oder Techniken; Musiktherapie im geriatrischen Setting kann als ein interdisziplinäres Unterfangen verstanden werden.

So zeigten die Ergebnisse der Evaluation, dass Musiktherapie nicht nur zur therapeutischen Versorgung alter Menschen, sondern in besonderem Maße zu einem förderlichen Umfeld und zu einem gelingenden interdisziplinärem Zusammenspiel einen wichtigen Beitrag leistet. Musiktherapie:

- trägt zur körperlichen und emotionalen Aktivierung der Betreuten bei,
- steigert das Wohlbefinden aller Beteiligten,
- erhöht positive und verringert negative Affekte bei Pflegenden, Angehörigen und Betroffenen,
- fördert die Gemeinschaft sowie den kommunikativen Austausch der Betroffenen untereinander, und verringert Einsamkeit,
- macht ungeahnte kognitive und emotionale Ressourcen für alle sichtbar und erlebbar,
- trägt entscheidend zur Entlastung der Pflege bei,
- unterstützt eine positive Pflegebeziehung, indem sie emotionalen Austausch anregt, gegenseitiges Verständnis fördert und schwierige Situationen zu meistern hilft,
- reduziert Stress und emotionale Anforderungen für alle Mitarbeiter und beeinflusst deren Stimmung positiv,
- reduziert das Burnout-Risiko beim Pflegepersonal,
- fördert den Kontakt und Austausch zwischen Angehörigen und Betroffenen,
- wirkt beruhigend auf Angehörige, die den Betroffenen emotional gut aufgefangen wissen.

Dabei ging es im Projekt nicht um die wissenschaftliche Erforschung im Sinne der Evidenzbasierung, sondern um die Begleitevaluation der musiktherapeutischen Angebote *auf Station*, *im Zimmer* und *in einem Extraraum*. Die Erhebung und Analyse quantitativer Daten war aufgrund der komplexen Situation in den kooperierenden Einrichtungen schwierig, wie z. B.:

- Verschiedene Versorgungsaufträge und unterschiedliche Aufenthaltsdauern in den kooperierenden Einrichtungen,
- heterogene Erkrankungsspektren und Erkrankungsverläufe sowie Todesfälle bei den Patienten,
- Verfügbarkeit von Angehörigen, einrichtungsspezifische pflegerische und medizinische Tagesabläufe sowie
- Ausscheiden von Mitarbeitern.

Dennoch zeigten sich interessante Ergebnisse in den Daten, die eine longitudinale Analyse zuließen.

Ein weiterer Beitrag der Studie ist die Zusammenführung von Forschungsergebnissen sowie die Ausdifferenzierung musiktherapeutischer Behandlungsmodule für die Geriatrie. Dieser *Interventionskatalog* ist bewusst modular und am Setting orientiert angelegt. Er umfasst klare Beschreibungen und Fallbeispiele und macht somit transparent, in welchem Setting, mit welcher Indikation, für welche Zielgruppe, mit welchem Ziel, unter welchen Voraussetzungen und mit welchen Interventionen musiktherapeutisch gearbeitet wird sowie welche Herausforderungen oder Besonderheiten dabei zu berücksichtigen sind. Damit ist er eine Essenz der Arbeit von Forschern, Praktikern und Partnern sowie insbesondere der Patienten und Heimbewohner des Projekts. Fruchtbar erwies sich die Orientierung der Interventionen an Wirkfaktoren, die aus der Psycho- und Musiktherapieforschung auf die Anwendung zur Versorgung alter Menschen übertragen und durch Daten des Projekts unterstützt wurden. Sie diente im Projekt als Handlungsrahmen.

Der Interventionskatalog, mit seinen musiktherapeutischen Einzelmodulen, macht es Musiktherapeuten leicht, Einrichtungen einfach, anschaulich sowie bedarfs- und settingorientiert zu beraten, wenn diese Musiktherapie in ihr Portfolio aufzunehmen wünschen. Andererseits möge der Interventionskatalog dazu beitragen, musiktherapeutische Interventionen klarer abgrenzbar und transparenter zu machen. Dies ist nicht nur für die Vermittlung in der Lehre, sondern auch für die Professionalisierung der Musiktherapie und die Anwendung in der Forschung unabdingbar.

Gleichzeitig sollte deutlich werden:

- Welche Ausbildungsvoraussetzungen Musiktherapeuten für die herausfordernde Arbeit in der Versorgung alter Menschen mitbringen müssen,
- welche Formen der therapeutischen Beziehung sich als angemessen erwiesen haben,
- welche potentiellen musiktherapeutischen Elemente und Techniken eine Rolle spielen,
- welche instrumentalen und stimmlichen Fähigkeiten gefordert sind und
- welches Liedrepertoire sich als relevant erwies.

Musiktherapeutische Arbeit wird so für benachbarte Berufsgruppen oder musiktherapeutische Laien anschaulicher und möge zur Verbreitung von Musiktherapie in der Geriatrie beitragen.

Außerdem wurden im Projekt Schulungen für Pflegekräfte und Angehörige sowie Beratungskonzepte entwickelt, die auch nach Projektende weiterentwickelt und angeboten werden.

Freilich wird sich in den nächsten Jahren vieles wandeln, wenn nämlich die Nachkriegs- und 1968-er Generation in geriatrische Einrichtungen nachrückt.

Musikgeschmack, -rezeption und -bedarf dieser Generation werden anders sein. Vermutlich machen dann die Volks- und Heimatlieder zunehmend Platz für Swing, Country, Jazz oder Rock. Die Biografien werden von anderen Themen geprägt sein. Interkulturalität wird in Altenheimen Einzug halten. Die Lebensumstände dieser zukünftigen Generation mögen dann andere, die existenziellen Erfahrungen, Erkrankungen und Entwicklungsherausforderungen (hoch-) betagter Menschen aber werden dieselben sein. Diese professionell zu begleiten bleibt unsere Aufgabe.

Bei aller in diesem Buch dargestellten Systematisierung und expliziter Verdeutlichung musiktherapeutischer Arbeitsweisen bleibt Musiktherapie nach unserem Verständnis eine Behandlungs-Kunst, in der Fachwissen, Methoden- und Handlungskompetenz sowie Erfahrung mit Kreativität, Intuition, Emotionalität, zwischenmenschliche Begegnung, Ästhetik und Spiritualität eine Allianz eingeht, um als Alternative zur Technisierung und Effizienzsteigerung im Gesundheitswesen zu deren Humanisierung beizutragen. Denn die Möglichkeit, sich musisch und künstlerisch zu äußeren oder Kunst und Musik zu rezipieren, bleibt eine Frage der Würde des Menschen, auch und insbesondere im Alter und in Einrichtungen der Versorgung alter Menschen.

9 Literatur

Aalbers, S., Fusar-Poli, Laura, Freeman, R.E., Spreen, M., Ket, J.C.F., Vink, A.C., Maratos, A., Crawford M., Chen X.J., Gold, C. (2017). Music Therapy for Depression. Cochrane Database of Systematic Reviews, 11 (Art. No.: CD004517). John Wiley & Sons, Issue 11. Art. No.: CD004517. DOI: 10.1002/14651858.CD004517.pub3.

Ang, K., Maddocks, M., Xu, H., Higginson, I.J. (2017). The Effectiveness of Singing or Playing a Wind Instrument in Improving Respiratory Function in Patients with Long-Term Neurological Conditions: A Systematic Review. Journal of Music Therapy, Volume 54, Issue 1, pp108 – 131.

Argstatter, H.; Hillecke, T.K.; Bradt, J.; Dileo C. (2007). Stand der Wirksamkeitsforschung – Ein systematisches Review musiktherapeutischer Metaanalysen. Verhaltenstherapie & Verhaltensmedizin 28 (1): 39 – 61.

Ashoori, A., Eagleman, D.M. & Jankovic, J (2015). Effects of Auditory Rhythm and Music on Gait Disturbances in Parkinson's Disease. Front. Neurol. 6:234. doi: 10.3389/fneur.2015.0023.

AWMF (2016). S3-Leitlinie 038 / 013: Demenzen. Verfügbar unter: http://www.awmf.org/uploads/tx_szleitlinien/038-013l_S3-Demenzen-2016-07.pdf [14.02.2018].

Baker, F. (2015). Therapeutic Songwriting – Developments in Theory, Methods, and Practice. New York: Palgrave MacMillan.

Bartels, F., Eckardt, C. & Wittrich, A. (2019). Aktivierend-therapeutische Pflege in der Geriatrie: Band 1: Grundlagen und Formulierungshilfen. Stuttgart: Kohlhammer.

Bauer, T. (2018). Die Vereindeutigung der Welt – Über den Verlust an Mehrdeutigkeit und Vielfalt. 5. Auflage. Reclams Universal Bibliothek, Ditzingen. S. 96.

Baumann, M. & Bünemann, D. (2009). Musiktherapie in Hospizarbeit und Palliative Care. München: Reinhardt.

Baumann, M. (2009). Atmosphären im öffentlichen Raum. In M. Baumann & D. Bünemann (Hrsg.), Musiktherapie in Hospizarbeit und Palliative Care (S. 57 – 73). München: Reinhardt.

Baumann, M., Hinkelmann, A., Jochheim, M., Mainka, S., Straub, S. & Unterharnscheidt, M. (2006). Indikationskatalog Musiktherapie in der Neurologischen Rehabilitation, Berlin: Deutsche Musiktherapeutische Gesellschaft (2. Auflage).

Beck & Bauser (2012). Theorie D2 / D3. Flachslanden: Musikverlag Wolfram Heinlein.

Bernatzky, G., Hesse, H.P. (2006). Musik in der Palliativmedizin. In Bernatzky, G., Sittl, R. & Likar, R. (Hrsg.). Schmerzbehandlung in der Palliativmedizin (2. Auflage, S. 175 – 179. Heidelberg: Springer.

Böhringer, M. (2011). Musiktherapie und Evolution: Systematische Diskussion aktueller wissenschaftlicher Ansichten und ihres möglichen Nutzens für die Musiktherapie. Bachelorthesis an der Fakultät für Therapiewissenschaften, SRH Hochschule Heidelberg.

Bonny, H. (2002). Twenty-one years later – a GIM update. In Summer, L. (Ed.). Music & Consciousness – the Evolution of Guided Imagery and Music (pp. 141 – 154). Gilsum, NH: Barcelona.

Bossinger, K. & Bossinger, W. (2015). Das Buch der heilsamen Lieder (Band II). Liederbuch zur Förderung seelischer und körperlicher Selbstheilung. Battweiler: Traumzeit.

Bowell, S. & Bamford S.M. (2018). Bericht der „Commission on Dementia and Music", WHAT WOULD LIFE BE – WITHOUT A SONG OR A DANCE, WHAT ARE WE?' im Rahmen des

International Longevity Centres – UK (ILC-UK) in Zusammenarbeit mit der Utley Foundation.

Braak, H., Ghebremedhin, E., Rüb, U., Bratzke, H., & Del Tredici, K. (2004). Stages in the development of Parkinson's disease-related pathology. Cell and tissue research, 318, 121–134.

Brotons, M. & Marti, P. (2003). Music Therapy with Alzheimer's Patients and Their Family Caregivers: A Pilot Project. Journal of Music Therapy, 40, 138–150.

Bruscia, K.E. (1987). Improvisational Models of Music Therapy. Springfield: Charles C. Thomas.

Chaudhuri, K.R., Healy, D.G., & Schapira, A.H. (2006). Non-motor symptoms of Parkinson's disease: diagnosis and management. The Lancet Neurology, 5, 235–245.

Cho, H.K. (2018). The Effects of Music Therapy-Singing Group on Quality of Life and Affect of Persons with Dementia: A Randomized Controlled Trial, Front. Med. 5:379. Doi: 10.3389/fmed.2018.00279.

Cohn, R.C. (1999). Von der Psychoanalyse zur Themenzentrierten Interaktion. Suttgart: Klett-Cotta (13. Auflage). Erstauflage 1975.

Cuijpers, P., Ebert, D.D., Acarturk, C., Andersson, G., Cristea I.A. (2016). Personalized Psychotherapy for Adult Depression: A Meta-Analytic Review. Behavior Therapy, Volume 47, Issue 6, November 2016, Pages 966–980.

Danner B, Oberegelsbacher D (2001). Spezifische und unspezifische Wirkfaktoren der Musiktherapie, Nervenheilkunde 20: 434–441.

Darwin, C. (1871/2004). The Descent of Man and Selection in Relation to Sex. New York: Penguin Classics.

Dassa, A & Amir, D. (2014). The role of singing familiar songs in encouraging conversation among people with middle to late stage Alzheimer's disease. Journal of health psychology, 15, 765–776.

de Dreu, M.J., Van der Wilka, A.S.D., Poppea, E., Kwakkelb, G., Van Wegenb, E.E.H. (2012). Rehabilitation, exercise therapy and music in patients with Parkinson's disease: a meta-analysis of the effects of music-based movement therapy on walking ability, balance and quality of life. Parkinsonism and Related Disorders 18S1 (2012) S. 114–S. 119.

Deutsches Institut für Medizinische Dokumentation und Information (DIMDI) im Auftrag des Bundesministeriums für Gesundheit (BMG) unter Beteiligung der Arbeitsgruppe ICD des Kuratoriums für Fragen der Klassifikation im Gesundheitswesen (KKG) (2018). ICD-10-GM Version 2019, Systematisches Verzeichnis, Internationale statistische Klassifikation der Krankheiten und verwandter Gesundheitsprobleme, 10. Revision, Stand: 21. September 2018. Köln. Verfügbar unter: https://www.dimdi.de/static/de/klassifikationen/icd/icd-10-gm/kode-suche/htmlgm2019/ [02.07.2019].

Deutsche Musiktherapeutische Gesellschaft (2019a). Berufsausübung. Verfügbar unter: http://www.musiktherapie.de/musiktherapie/berufsausuebung.html [09.04.2019].

Deutsche Musiktherapeutische Gesellschaft (2019b). Qualitätssicherung. Verfügbar unter: http://www.musiktherapie.de/verband/qualitaetssicherung.html [09.04.2019].

Deutsche Musiktherapeutische Gesellschaft (2019c). Zertifikat. Verfügbar unter: http://www.musiktherapie.de/verband/qualitaetssicherung/zertifikat.html [09.04.2019].

Dichter, M., Bartholomeyczik, S., Nordheim, J., Achterberg, W., & Halek, M. (2011). Validity, reliability, and feasibility of a quality of life questionnaire for people with dementia. Zeitschrift für Gerontologie und Geriatrie, 44(6), S. 405–410.

Dileo, C. & Bradt, J. (2005). Medical Music Therapy: A Meta-Analysis & Agenda for Future Research. Jeffrey Books, Cherry Hill, NJ.

Dröes, R.M., Boelens-Van Der Knoop, E.C., Bos, J., Meihuizen, L., Ettema, T.P., Gerritsen, D.L., et al. (2006). Quality of life in dementia in perspective. An explorative study of variations in opinions among people with dementia and their professional caregivers, and in literature. Sage Publications, 5(4), S. 533–558.

Fang, R., Shengxuan, Y., Huangfu, J., Calimag, D. P. (2017). Music therapy is a potential intervention for cognition of Alzheimer's Disease: a mini- review. Translational Neurodegeneration 6: 2, DOI 10.1186/s40035-017-0073-9.

Feil, N. (2013). Validation in Anwendung und Beispielen. Der Umgang mit verwirrten alten Menschen. München: Reinhardt.

Geipel, J. & Weller, F. (2018). Wie wirksam ist Musik in der Neurorehabilitation? Neuroreha, 10, 17–20.

Göhner, A., Hüll, M., und Voigt-Radloff, S. (2018). Nichtmedikamentöse Behandlung von Demenzen in gerontopsychiatrischen Einrichtungen – Systematischer Überblick. Zeitschrift für Gerontologie und Geriatrie, 51: 169–183.

Götell, E., Thunborg, C., Söderlund, A. & Heideken Wagert, P. (2012). Can Caregiver Singing Improve Person Transfer Situations in Dementia Care? Music & Medicine, 4, 237–244.

Goldberg, D. & William, P. (2011). General Health Questionnaire. Göttingen: Hogrefe.

Greenhalgh, T. (2000). Einführung in die Evidence-based Medicine – Kritische Beurteilung klinischer Studien als Basis einer rationalen Medizin. Bern: Huber.

Gusset-Bährer, S. (2018). Demenz bei geistiger Behinderung. München: Ernst Reinhardt.

Hammar, L. M., Emami, A., Götell, E. & Engström, G. (2011). The impact of caregivers' singing on expressions of emotion and resistance during morning care situations in persons with dementia: an intervention in dementia care. Journal of Clinical Nursing, 20, 969–978.

Han, E. Y., Yun, J. Y., Chong, H. J., Choi, K.-G. (2018). Individual Therapeutic Singing Program for Vocal Quality and Depression in Parkinson's Disease. J Mov Disord 2018 Aug 9 (Epub ahead of print) pISSN 2093–4939.

Hansen, S. M. (2017). Dementia and music therapy. Alzheimer's & Dementia. 13 (7), Supplement: P1411.

Heesters, J. (1941). Man müßte Klavier spielen können. Aus dem Film „Immer nur Du". Komponist: Friedrisch Schröder.

Hillecke, T. (2002). Effektivität und theoretische Aspekte von Musiktherapie bei Patienten mit chronischen, nicht-malignen Schmerzen. Inauguraldissertation an der medizinischen Fakultät der Ruprecht-Karls-Universität Heidelberg.

Hillecke, T. K., Nickel, A. K., Bolay, H. V. (2005). Scientific Perspectives of Music Therapy. Annals of the New York Academy of Sciences 1060 (1), 271–282.

Hillecke, T., Wilker, F.-W. (2007). Ein heuristisches Wirkfaktorenmodell der Musiktherapie. Verhaltenstherapie & Verhaltensmedizin, 28 (1), 62–85.

Hillecke, T. & Wilker, F.-W. (2008). Therapiemanuale in der Musiktherapie. Was leisten sie, wo liegen ihre Grenzen? Musiktherapeutische Umschau. 29 (2), 165–168.

Hillecke, T. & Wilker, F.-W. (2009). Therapiemanuale in der Musiktherapie – Was leisten sie und wo liegen ihre Grenzen? Musiktherapeutische Umschau, 30 (1), 6–19.

Hillecke, T., Koenig, J., Kierspel, D., Wilker, F.-W. (2012). Evolution, Musik und Musiktherapie. Musiktherapeutische Umschau 33 (1), 7–22.

Hillecke, T., Warth, M. & Wormit, A. F. (2017). Forschungskrise in der Musiktherapie: Auf der Suche nach dem heiligen Gral der Evidenzbasierung oder angemessenen Forschungsmethoden? Musiktherapeutische Umschau, 38(3), 242–255.

Hölzer, R. (2003). Burnout in der Altenpflege: vorbeugen – erkennen – überwinden. Altenpflege professionell. Quedlingburg: Urban & Fischer.

Hofmann, I. (2010). Stress- und Burnoutprävention in der Pflege für die Aus-, Fort- und Weiterbildung. Berlin. Cornelsen.

Hsu, M. H., Flowerdew, R., Parker, M., Fachner, J. & Dell-Miller, H. (2015). Individual music therapy for managing neuropsychiatric symptoms for people with dementia and their carers: a cluster randomised controlled feasibility study. BMC Geriatrics, 15, DOI 10.1186/s12877-015-0082-4.

Ibanez, L., Coutinho, B., Wormit, A. F. & Hillecke, T. K. (2019) Musiktherapeutische Wirkfaktoren im geriatrischen Setting – eine qualitative Inhaltsanalyse. Musiktherapeutische Umschau, 40, 215–225.

Johnson, S. B. (2014). Therapeutic Singing (TS). In M. Thaut & V. Hoemberg (Eds.), Handbook of Neurologic Music Therapy. Oxford: University Press.

Kamioka, H., Tsutani, K., Yamada, M., Park, H., Okuizumi, H., Tsuruoka, K., Honda, T., Okada, S., Park, S., Kitayuguchi, J., Abe, T., Handa, S., Oshio, T., Mutoh, Y. (2014). Effectiveness of music therapy: a summary of systematic reviews based on randomized controlled trials of music interventions. Patient Preference and Adherence. Volume 8. Pages 727—754.

Karasu, T. B. (1986). Specificity versus nonspecificity. American Journal of Psychiatry, 23, 687–695.

Keemss, T. (2010). Dem Rhythmus auf der Spur. Das Heidelberger Konzept der Therapeutischen Musizierpraxis – Perkussion. Musiktherapeutische Umschau, 3, 263–275.

Köck, C., Stige, B. (2016). Music therapy and economy. 10th European Music Therapy Conference, Vienna 5th to 10th July 2016.

Koelsch, S. (2012). Brain & Music. Chichester: Wiley-Blackwell.

Koenig, J. (2016). Technik- und Modellfaktoren der Musiktherapie bei primären Kopfschmerzen im Jugendalter. (Diss.) Heidelberger Hochschulverlag.

Kolb, G., Breuninger, K., Gronemeyer, S., van den Heuvel, D., Lübke, N., Lüttje, D., Wittich, A. & Wolff, J. (2014). 10 Jahre geriatrische frührehabilitative Komplexbehandlung im DRG-System. Zeitschrift für Gerontologie und Geriatrie, 47, 6–12.

Kriz, J. (2001). Grundkonzepte der Psychotherapie. Weinheim: Beltz.

Krohwinkel, M. (2013). Fördernde Prozesspflege mit integrierten ABEDLs. Bern: Huber.

Kruse, A. & Schmitt, E. (1999). Konfliktsituationen in Alten- und Altenpflegeheimen. In A. Zimber & S. Weyerer (Hrsg.), Arbeitsbelastung in der Altenpflege (S. 155–169). Göttingen_ Verlag für angewandte Psychologie.

Lambert, M. J. (2013). The Efficacy And Effectiveness of Psychotherapy. In Lambert, M. J. (ed.). Bergin And Garfield's Handbook of Psychotherapy And Behavior Change. 6th ed. S. 169–218. Hoboken NJ: John Wiley & Sons.

Leubner, D. & Hinterberger, T. (2017). Reviewing the Effectiveness of Music Interventions in Treating Depression. Frontiers in Psychology. doi: 10.3389/fpsyg.2017.01109.

Lülf, L. (2017). Auswirkungen von modularisierten musiktherapeutischen Interventionen auf die Lebensqualität, das Wohlbefinden und die psychische Arbeitsbelastung von älteren Pflegebedürftigen, Angehörigen und Pflegepersonal in einer geriatrischen Akutklinik und in einer Pflegeheimat – eine Zwischenevaluation des Projekts Musiktherapie 360°. Unveröffentlichte Masterarbeit. Heidelberg: SRH Hochschule.

Maclean, L. M., Brown, L. J. E. & Astell, A. J. (2013). The effect of rhythmic musical training on healthy older adults' gait and cognitive function. The Gerontologist, 54, 624–633.

Magee, W. L., Clark, I., Tamplin, J., Bradt, J. (2017). Music interventions for acquired brain injury.Cochrane Database of Systematic Reviews 2017, Issue 1. Art. No.: CD006787. DOI: 10.1002/14651858.CD006787.pub3.

Mattew, D., Sundar, S., Subramaniam, E., Parmar, P. (2017). Music therapy as group singing improves Geriatric Depression Scale score and loneliness in institutionalized geriatric adults with mild depression: A randomized controlled study. International Journal of Educational & Psychological Researches 3 (1) 1–6.

McDermott, O., Ridder, H. M., Baker, F. A., Wosch, T., Ray, K., Stiege, B. (2018). Indirect Music Therapy Practice and Skill-Sharing in Dementia Care. Journal of Music Therapy, 55 (3), 255–279.

Mette Ridder, H. (2011). Einzelmusiktherapie bei Demenz: Cueing, Regulierung und Validation. In T. Wosch (Hrsg.), Musik und Alter in Therapie und Pflege. Grundlagen, Institutionen und Praxis der Musiktherapie im Alter und bei Demenz (S. 178–188). Stuttgart: Kohlhammer.

Metzner, S., Busch, V. (2015). Musik in der Depressionsbehandlung aus musiktherapeutischer und musikpsychologischer Sicht. In Bernatzky, G., Kreutz, G. (Hrsg.): Musik und Medizin, Springer-Verlag, Wien S. 189–218.

Meyer, P., De Villers, J. & Ebnet, E. (2010). Guitar Skills for Music Therapists and Music Educators. Dallas: Barcelona Publishers.

Möller, H.-J., Laux, G., & Deister, A. (2015). Psychiatrie, Psychosomatik und Psychotherapie. Stuttgart: Thieme.

Moreau, D., Wormit, A. F. & Hillecke, T. K. (2013). Musiktherapeutische Techniken. In. W. Senf, M. Broda & B. Wilms (Hrsg.), Techniken der Psychotherapie. Ein methodenübergreifendes Kompendium (S. 236–243). Stuttgart: Thieme.

Moreau, D. (2019). Gesprächstechniken. Unveröffentlichtes Vorlesungsmanuskript. Heidelberg: SRH Hochschule.

Moussard, A., Bigand, E., Belleville, S. & Peretz, I. (2012). Music as a mnemonic to learn gesture sequences in normal aging and Alzheimer's disease. Music Perception, 29, 521–531.

Müller-Busch, H. C. (1997). Schmerz und Musik – Musiktherapie bei Patienten mit chronischen Schmerzen. In der Reihe: Bolay, H. V. (Hrsg.). Praxis der Musiktherapie. Stuttgart: Gustav Fischer.

Muthesius, D. (2018). S3 Leitlinien Demenzen und die darin abgebildete Musiktherapie. Musiktherapeutische Umschau 39 (3) S. 267–270.

Muthesius, D., Sonntag, J., Warme, B, & Falk, M. (2010). Musik – Demenz – Begegnung. Musiktherapie für Menschen mit Demenz. Frankfurt/M.: Mabuse Verlag.

Myskja, A. & Nord, P. G. (2008). „The Day the Music Died" – A pilot study oil music and depression in a nursing home. Nordic journal of music therapy, 17, 30–40.

Neubart, R. (2015). Der geriatrische Patient. In R. Neubart (Hrsg.), Repetitorium Geriatrie. Geriatrische Grundversorgung- Zusatz-Weiterbildung Geriatrie – Schwerpunktbezeichnung Geriatrie (S. 9–14). Berlin: Springer Verlag.

Neubart, R. (Hrsg.). (2015). Repetitorium Geriatrie. Geriatrische Grundversorgung- Zusatz-Weiterbildung Geriatrie – Schwerpunkt Geriatrie. Berlin: Springer Verlag.

Neubart, R., Linß, G., Lenzen-Großimlinghaus, R., Wulsche, H., Finger, K., Schulz, J., et al. (2015). Typische Erkrankungen des Alters. In R. Neubart (Hrsg.), Repetitorium Geriatrie. Geriatrische Grundversorgung-Zusatz-Weiterbildung Geriatrie – Schwerpunktbezeichnung Geriatrie (S. 209–324). Berlin: Springer Verlag.

Nolden, J. (2018). Tätigkeitsfeld: Musiktherapie in der Neurorehabilitation. Neuroreha, 10, 25–31.

Osman, S. E., Tischler V. & Schneider, J. (2016). ‚Singing for the Brain': A qualitative study exploring the health and well-being benefits of singing for people with dementia and their carers. Dementia, 15, 1326–1339.

Oster, P. (2000). Das geriatrische Team. In: Nikolaus T., Becker C., Oster P., Pientka L., Schlierf G., von Renteln-Kruse W. (Hrsg.), Klinische Geriatrie (S. 189–195). Berlin: Springer.

Pereira, A. P. S., Marinho, V., Gupta, D., Magalhães, F., Ayres, C., Teixeira (2018): Music Therapy and Dance as Gait Rehabilitation in Patients With Parkinson Disease: A Review of Evidence. Journal of Geriatric Psychiatry and Neurology. Vol- 32 (1) pp 49–56.

Pešek, U. (2007). Musiktherapiewirkung – eine Meta-Analyse. Musiktherapeutische Umschau, 28, 110–135.

Quach, J., Lee, J.-A. (2017). Do music therapies reduce depressive symptoms and improve QOL in older adults with chronic disease? Nursing. 47(6):58–63, DOI: 10.1097/01. NURSE.0000513604.41152.0c.

Raglio, A. (2015): Music therapy interventions in Parkinson's disease: the state of the art. Frint. Neurol. 6:185. Doi: 10.3389/fneur.2015.00185.

Ray, K. & Mittelman, M. (2017). Music Therapy: a nonpharmalogical approach to the care of agitation and depressive symptoms for nursing home residents with dementia. Dementia, 16, 689–710.

Robert Koch-Institut (Hrsg.) (2010). Depressive Erkrankungen. Gesundheitsberichterstattung des Bundes. Berlin: RKI.

Rogers, C.R. (1983). Therapeut und Klient. Grundlagen der Gesprächspsychotherapie. Frankfurt: Fischer.

Särkämö, T., Ripollés, P., Vepsäläinen, H., Autti, T., Silvennoinen, H.M., Salli, E., Laitinen, S., Forsblom, A., Soinila, S., Rodríguez-Fornells. A. (2014). Structural changes induced by daily music listening in the recovering brain after middle cerebral artery stroke:avoxel-based morphometry study.Front.Hum.Neurosci. 8:245. doi: 10.3389/fnhum.2014.00245.

Särkämö, T., Laitinen, S., Numminen, A., Kurki, M., Johnson, J.K., Rantanen, P. (2016). Different Pattern of Emotional Benefits Induced by Regular Singing and Music Listening in Dementia. UC Office of the President: Multicampus Research.

Särkämö, T., Tervaniemi, M., Laitinen, S., Forsblom, A., Soinila, S., Mikkonen, M., Autti, T., Silvennoinen, H.M., Erkkilä, J., Laine, M.,5 Peretz, I., Hietanen, M., (2008). Music listening enhances cognitive recovery and mood after middle cerebral artery stroke. Brain, 131, pp 866–876.

Programms and Initiatives (MRPI); a funding opportunity through UC Research Initiatives (UCRI). Retrieved freom https://escholarship.org/uc/item/29r147dh.

Saß, A.-Ch., Wurm, S., Ziese, T. (2009). Alter = Krankheit? Gesundheitszustand und Gesundheitsentwicklung. In Böhm, K., Tesch-Römer, C., Ziese, T. (Hrsg.): Beiträge zur Gesundheitsberichterstattung des Bundes – Gesundheit und Krankheit im Alter. Robert Koch Institut, Berlin.

Satoh, M., Ogawa, J., Tokita, T., Nakaguchi, N., Nakao, K., Kida, H. & Tomimoto, H. (2014). The effects of physical exercise with music on cognitive function of elderly people: Mihama-Kiho project. PLoS One, 9, e95230.

Schacke, C. & Zank, S. (2004). Interventionskonzepte. In A. Kruse & M. Martin (Hrsg.), Enzyklopädie der Gerontologie (S. 419–436). Bern: Huber.

Schmidt, S.G., Dichter, M.N., Palm, R., & Hasselhorn, H.M. (2012). Distress experienced by nurses in response to the challenging behaviour of residents – evidence from German nursing homes. Journal of Clinical Nursing, 21 (21–22), 3134–42.

Schröder, F. (2016). Wirkfaktoren der Musiktherapie und der Einfluss externer Variablen auf das Erleben der Therapie. Dissertation zur Erlangung des Doktorgrades der Medizin der Medizinischen Fakultät der Universität Ulm.

Schumacher & Calvet (2007). Synchronisation / Synchronization. Musiktherapie bei Kindern mit Autismus – Music Therapy with Children on the Autistic Spectrum. Göttingen: Vandenhoeck & Ruprecht.

Severic, S., Moore, E. & Bös, S. (2019). Spielvorschläge von und für Musiktherapeuten. Verfügbar unter: https://mt-spiele.hpage.com/spielvorschlaege.html. [10.10.2019]

Sihvonen, A.J., Särkämö, T., Leo V., Tervaniemi, M., Altenmüller E. & Soinila S. (2017). Music-based interventions in neurological rehabilitation. Lancet Neurology, 16, (8), pp. 648–660.

Sole, C., Mercadal-Brotons, G. & de Castro, M. (2014). Effects of group music therapy on quality of life, affect, and participation in people with varying levels of dementia Journal of Music Therapy, 51, 103–125.

Sonntag, J. (2016). Demenz und Atmosphäre. Musiktherapie als ästhetische Arbeit. Frankfurt: Mabuse Verlag.

Sonntag, J. (2011). Musiktherapie in der Besonderen Stationären Dementenbetreuung – Das Hamburger Modell. In T. Wosch (Hrsg.), Musik und Alter in Therapie und Pflege. Grundlagen, Institutionen und Praxis der Musiktherapie im Alter und bei Demenz (S. 125–139). Stuttgart: Kohlhammer.

Speth, F., Evers, S. (2018): Musik in der Neurorehabilitation nach einem Schlaganfall. Nervenheilkunde 2018; 37(06): 410–419.

Spintge, R. (2001). Musikmedizinische Therapie. In H.-H. Decker-Voigt (Hrsg.), Schulen der Musiktherapie (S. 387–407). München: Reinhardt.

Stahl, B., Kotz, S. A., Henseler I., Turner, R., Geyer, S. (2011). Rhythm in disguise: why singing may not hold the key to recovery from aphasia. Brain 2011: 134; pp 3083–3093

Standley, J. M. (1986). Music Research in Medical / Dental Treatment: Meta-Analysis and Clinical Applications. Journal of Music Therapy, 23 (2), 65–122.

Statistisches Bundesamt (2017). Todesursachen. Verfügbar unter: https://www.destatis.de/DE/Themen/Gesellschaft- Umwelt/Gesundheit/Todesursachen/_inhalt.html [14.11.2019].

Statistisches Bundesamt. (2009). Bevölkerung Deutschlands bis 2060.

Stegemann, T. & Geipel, J. (2018). Musiktherapie mit Jugendlichen. In T. Stegemann & E. Fitzthum (Hrsg.), Kurzlehrbuch Musiktherapie Teil 1. Wiener Ringvorlesung Musiktherapie – Grundlagen und Anwendungsfelder (S. 223–242). Wien: Preasens.

Tamplin, J., Baker, F. A., Jones, B., Way, A., Lee, S. (2013). 'Stroke a Chord': The effect of singing in a community choir on mood and social engagement for people living with aphasia following a stroke. NeuroRehabilitation 32 (2013) 929–941, DOI:10.3233/NRE-130916.

Taylor, D. B. (2010). Biomedical Foundations of Music as Therapy (2nd ed.). Eau Claire Wisconsin (USA): Barton Publications.)

Tesch-Römer, C., Wurm S. (2009). Wer sind die Alten? Theoretische Positionen zum Alter und Altern. In Böhm, K., Tesch-Römer, C., Ziese, T. (Hrsg.): Beiträge zur Gesundheitsberichterstattung des Bundes – Gesundheit und Krankheit im Alter. Robert Koch Institut, Berlin.

Tewes, R. (2014). Zukunft der Personalentwicklung in der Pflege. In: R. Tewes & A. Stockinger (Hrsg.), Personalentwicklung in Pflege- und Gesundheitseinrichtungen (S. 215–240). Berlin: Springer, Berlin.

Thaut, M. H., Hoemberg, V. (2015): Einführung in die neurologische Musiktherapie. In Bernatzky, G., Kreutz, G. (Hrsg.): Musik und Medizin, Springer-Verlag, Wien S. 139–153.

Thaut, M. & Hoemberg, V. (2014). Handbook of Neurologic Music Therapy. Oxford: Oxford University Press.

Thaut, M. H., Nickel, A. K. & Hoemberg, V. (2004): Neurologische Musiktherapie. Übersicht zum wissenschaftlichen Hintergrund und zur klinischen Methodik. Musiktherapeutische Umschau, 25, 35–44.

Topol, E. (2013). The Creative Destruction of Medicine. New York: Basic Books.

Tucek, G., Simon, P., Mainhof, C., Wenzel1, C., Dür, M., Heine, A., Vogl, J., Zoderer, I., Österreicher, P., Perkhofer, S., Fachner, J. (2018). Josef Ressel Zentrum für die Grundlegung einer personalisierten Musiktherapie. Verfügbar unter http://ffhoarep.fh-ooe.at/bitstream/123456789/1075/1/FFH2018-T1-02 [02.07.2019].

van der Steen, J. T., Samling, H. J. A., van der Wouden, J. C., Bruinsma, M. S., Scholten, R. J. P. M., Vink, A. C. (2018). Music-based therapeutic interventions for people with dementia (Review). Cochrane Database of Systematic Reviews, Issue 7. Art. No.: CD003477.

van der Steen, J. T., van Soest-Poortvliet, M. C., van der Wouden, J. C., Bruinsma, M. S., Scholten, R. J. P. M. & Vink, A. C. (2017). Music-based therapeutic interventions for people with dementia. Cochrane Database of Systematic Reviews, 2017, Issue 5. Art. No.: CD003477. DOI: 10.1002/14651858.CD003477.pub3.

Vella-Burrows T., & Hancox, G. (2012). Singing and people with Parkinson's. Canterbury: Canterbury Christ Church University / Sidney de Haan Research Centre for Arts and Health.

Vink, A. C., Zuidersma, M., Boersma, F., de Jonge, P., Zuidema, S. U. & Slaets, J. P. J. (2013). The effect of music therapy compared with general recreational activities in reducing agitation in people with dementia: a randomized controlled trial. International Journal of Geriatric Psychiatry, 28, 1031–1038.

von Weizäcker, R. (1994). Die politische Kraft der Kultur. Hamburg: Rowohlt.

Wampold, B. E. & Imel Z. E. (2015). The great psychotherapy debate: The evidence for what makes psychotherapy work, (2nd ed.). New York: Routledge.

Werner, J., Wosch, T., Gold C. (2017). Effectiveness of group music therapy versus recreational group singing for depressive ssymptoms of elderly nursing home residents: pragmatic trial. Aging & mental health 21 (2), 147–155.

Wigram, T. (2004). Improvisation. London: Jessica Kingsley.

Willig, S. & Kammer, S. (2012). Mit Musik geht vieles besser. Der Königsweg in der Pflege bei Menschen mit Demenz. Hannover: Vincentz.

Willig, S. (2012). Mit Musik durch den Alltag. In S. Willig & S. Kämmerer (Hrsg.). Mit Musik geht vieles besser. Der Königsweg in der Pflege bei Menschen mit Demenz (S. 48–127). Hannover: Vincentz.

Wormit, A. F. (2019). Grundlagen musiktherapeutischer Improvisation II. Unveröffentlichtes Vorlesungsmanuskript. Heidelberg: SRH Hochschule.

Wormit, A. F., Schmidt, H. U. (2019). Musik auf dem letzten Weg. In M. Klöckner & U. Tworuschka (Hrsg.) Handbuch der Religionen. Kirchen und andere Glaubensgemeinschaften in Deutschland und im deutschsprachigen Raum. 7500 Seiten. 61. Ergänzungslieferung (09 / 2019). Hohenwarsleben: Westarp Science – Fachverlage.

Wormit, A. F. (2018). Grundlagen musiktherapeutischer Improvisation I. Unveröffentlichtes Vorlesungsmanuskript. Heidelberg: SRH Hochschule.

Wormit, A. F. (2016). Bachelorstudium Musiktherapie nach dem CORE-Prinzip. Musiktherapeutische Umschau, 37, 176–184.

Wormit, A. F. (2008). Heidelberger Musiktherapiemanual: Tumor-, Schmerz- und Nierenerkrankungen. In H. V. Bolay, A. Dulger & H. J. Bardenheuer (Hrsg.). Evidenzbasierte Musiktherapie. Berlin: uni-edition.

Woytinnek, S. (2018). Lieder in der Musiktherapie. Unveröffentlichtes Vorlesungsmanuskript. Heidelberg: SRH Hochschule.

Woytinnek, S. & Keßler, M. (2018). Musiktherapie mit alten Menschen. Unveröffentlichtes Vorlesungsmanuskript. Heidelberg: SRH Hochschule.

Zhang, Y., Cai, J., Zhang, Y., Ren, T., Zhao, M., Zhao, Q., (2016): Improvement in Stroke-induced Motor Dysfunction by Music- supported Therapy: A Systematic Review and Meta-analysis. Scientific Reports 6, 38521; doi: 10.1038/srep38521.

Zhao, K., Bai, Z. G., Bo, A., Chi, I. (2016). A systematic review and meta-analysis of music therapy for the older adults with depression. International Journal of Geriatric Psychiatry 31(11):1188–1198.

10 Sachregister

Leseprobe

Leseprobe aus

Thomas Stegemann: Was MusiktherapeutInnen über das Gehirn wissen sollten

Somewhere there's music – Was MusiktherapeutInnen über das Gehirn wissen sollten

> Beispiel:
>
> Ein 16-jähriger Patient in der Kinder- und Jugendpsychiatrie hat seine Erfahrungen in der Musiktherapie einmal so zusammengefasst: „Auf mich hat Musiktherapie die stärkste Wirkung. Es ist einfach möglich, etwas zu verändern durch bestimmte Klänge, die man entweder erzeugt oder die der Therapeut erzeugt. Das ist einfach Wahnsinn, was da manchmal passiert. Dass quasi alle Sinne durch die Musik angeregt werden können – auf einmal." (Stiftung Musik hilft, 2009)

Musik entsteht im Gehirn und Musik wirkt auf das Gehirn – das sind die beiden „take-home messages" dieses Buches. Auf den nächsten Seiten werde ich erklären, welche neuronalen Mechanismen hinter diesen beiden Gegebenheiten stecken und warum es für MusiktherapeutInnen wichtig ist, die neurobiologischen Grundlagen von Musikhören und Musikmachen nachvollziehen und verstehen zu können. Dies alles ist jedoch vor dem Hintergrund dessen zu sehen, dass unser Gehirn in erster Linie ein „Beziehungsorgan" ist, wie der Philosoph Thomas Fuchs betont:

„Das Gehirn für sich wäre nur ein totes Organ. Lebendig wird es erst in Verbindung mit unseren Muskeln, Eingeweiden, Nerven und Sinnen, mit unserer Haut, unserer Umwelt und mit anderen Menschen" (Fuchs, 2008, S. 21).

Daher geht es in diesem Buch nicht nur um das Gehirn und Musik, sondern um den Menschen in seiner Ganzheit und in seinen Umweltbezügen (siehe auch Hüthers Metapher der „Hirnzwiebel" in Kap. 2).

Seit über zehn Jahren halte ich Vorträge, forsche und publiziere ich zu diesem Thema; seit 2011 unterrichte ich Musiktherapie-Studierende im Fach „Neurobiologische Grundlagen" – das vorliegende Buch ist im Wesentlichen auf Grundlage des Vorlesungsskripts sowie meiner musiktherapeutischen Dissertation zum Thema Musik und Entspannung (Stegemann, 2013) entstanden.

Diese Publikation ist als Kurzlehrbuch und Nachschlagewerk konzipiert – nicht nur für Studierende der Musiktherapie (und anderer Disziplinen), sondern auch für praktizierende MusiktherapeutInnen und alle, die sich für die Zusammenhänge zwischen Musiktherapie und Neurobiologie interessieren. Es kann also chronologisch von vorn nach hinten gelesen werden, was dem didaktischen Aufbau entspricht; jedes Kapitel steht aber auch für sich, und mithilfe des Stichwortverzeichnisses und des Anhangs lassen sich konkrete Fragestellungen oder Themen gezielt recherchieren.

Es gibt bereits viele gute Bücher über das Gehirn und Musik – warum also noch eines? Und warum eines speziell für MusiktherapeutInnen?

Die Spezialisierung in den Neurowissenschaften macht es immer schwerer, auf dem aktuellen Stand der Forschung zu bleiben. Im Zeitraum von 2006 bis 2015 lässt

Leseprobe

sich weltweit ein deutlicher Anstieg der neurowissenschaftlichen Publikationen verzeichnen – insgesamt wurden in diesen zehn Jahren 340.210 Fachartikel veröffentlicht (Yeung, Goto & Leung, 2017). Im Durchschnitt sind das knapp 100 neurowissenschaftliche Artikel, die pro Tag neu erscheinen. Das bedeutet: Die Schwierigkeit ist nicht mehr wie früher die der Informationsbeschaffung (Anfang der 1970er-Jahre gab es im deutschsprachigen Bereich nicht mal eine Handvoll Musiktherapie-Bücher), sondern die Herausforderung ist die Auswahl, Selektion und Gewichtung der Information. Dieses Buch will hierbei eine Hilfestellung anbieten, indem es die unverzichtbaren „Basics" knapp und verständlich darstellt und Empfehlungen für weiterführende und vertiefende Lektüre gibt.

(...)

Mit Eigensinn entspannt umgehen

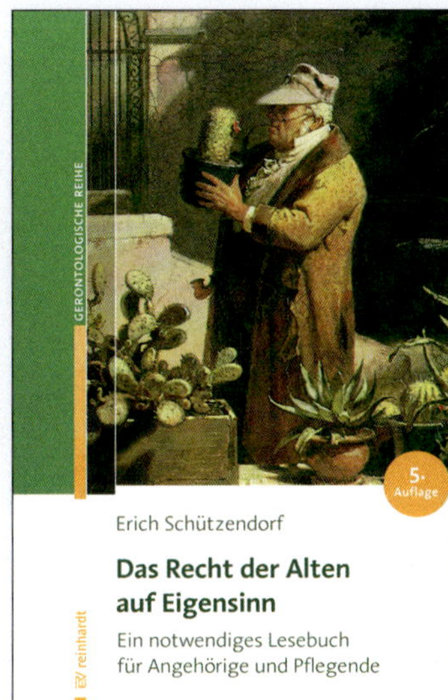

Erich Schützendorf
Das Recht der Alten auf Eigensinn
Ein notwendiges Lesebuch für Angehörige und Pflegende
(Reinhardts Gerontologische Reihe; 13)
5. Auflage 2015.
228 Seiten.
(978-3-497-02570-1) kt

Ein unkonventionelles Buch erwartet seine Leser. Alte Menschen erscheinen uns oft eigensinnig und schwierig: Sie halten sich nicht immer an die Verhaltensregeln der Erwachsenenwelt, weichen von Normen ab und können den Ausdruck ihrer Freuden, Ängste, Phantasien, Bösartigkeiten und Gelüste (die wir alle haben) nicht mehr kontrollieren. Der Autor eröffnet ungewohnte Sichtweisen, indem er vertraute Reaktionsformen von Angehörigen und Pflegenden in Frage stellt und Vorschläge für andere Formen des Umgangs anbietet. Mit viel Verständnis und Nachsicht für die menschlichen Schwächen beider Seiten werden Wege zu einem gelassenen und entlastenden Umgang mit den „schwierigen Alten" aufgespürt. Dabei erhebt der Autor an keiner Stelle den Zeigefinger.

reinhardt
www.reinhardt-verlag.de